Bibliografische Information der Deutschen Nationalbibliothek:

Die Deutsche Bibliothek verzeichnet diese Publikation in der Deutschen Nationalbibliografie; detaillierte bibliografische Daten sind im Internet über http://dnb.d-nb.de/ abrufbar.

Impressum:

Druck und Bindung: Books on Demand GmbH, Norderstedt Germany
ISBN: 9783668622357

Dieses Buch bei GRIN:

https://www.grin.com/document/378820

Kastriot Komani

Sexualität und Querschnittlähmung. Mögliche Rollen und Aufgaben von Pflegefachpersonen in der Rehabilitation von querschnittgelähmten Patientinnen und Patienten

Eine systematische Literaturrecherche

GRIN Verlag

Sexualität – Mögliche Rollen und Aufgaben von Pflegefachpersonen in der Rehabilitation von querschnittgelähmten Patientinnen und Patienten

Eine systematische Literaturrecherche

Bachelor-Thesis

Kastriot Komani

Berner Fachhochschule Fachbereich Gesundheit

Bachelor of Science in Pflege, Berufsbegleitender Studiengang, 2011

Bern, 16.08.2013

Danksagung

An dieser Stelle möchte ich mich ganz herzlich bei allen Personen, die mich in den letzen Monaten unterstützt haben, bedanken.

Settimio Monteverde: Lieber Herr Monteverde, vielen Dank für Ihre hilfreichen Inputs und wertvollen Feedbacks.

Carolin Klein: Liebe Carolin, ich bedanke mich ganz herzlich bei dir für die nützlichen und kritischen Bemerkungen.

Bibliothek des SPZ: Liebe Mitarbeiterinnen von der Bibliothek. Ich möchte mich ganz herzlich bei euch bedanken. Ihr habt mich tatkräftig bei der Literaturrecherche unterstützt.

Liebe Freunde und Familie: Bei euch bedanke ich mich für die Geduld, die ihr in den letzten Monaten mit mir hattet.

INHALTSVERZEICHNIS

ABSTRACT

Einleitung: Aus der klinischen Erfahrung wird geschätzt, dass täglich ein Mensch eine Querschnittlähmung erleidet. Gründe dafür sind entweder ein Unfall oder eine Krankheit. Neben vielen anderen Einschränkungen in den Aktivitäten des täglichen Lebens ist auch die Sexualität eingeschränkt. Betroffene müssen sexuell rehabilitiert werden. Pflegefachpersonen sollen querschnittgelähmte Patientinnen und Patienten zu diesem Thema optimal betreuen.

Fragestellung: Welche Aufgaben und Rollen können Pflegefachpersonen in der Rehabilitation von querschnittgelähmten Patientinnen und Patienten zum Thema Sexualität übernehmen?

Methode: Von Januar bis Juni 2013 wurde eine systematische Literaturrecherche in den Datenbanken PubMed, Cinahl und Medline durchgeführt. Die Studien, Expertenberichte und Reviews wurden mittels geeigneter Checklisten kritisch beurteilt.

Ergebnisse: Querschnittgelähmte Patientinnen und Patienten haben die Erwartung, dass sie von Pflegefachpersonen geschult und beraten werden. Pflegefachpersonen denken, dass es nicht zu ihren Aufgaben gehört, die Patientinnen und Patienten zum Thema Sexualität zu schulen und zu beraten. Gründe sind mangelndes Fachwissen und die Angst, etwas Falsches zu sagen. Aber auch kulturelle oder relegiöse Hintergründe und Einstellungen hindern Pflegefachpersonen oft daran, mit Patientinnen und Patienten über die Sexualität reden und sie zu schulen und zu beraten. Das PLISSIT Modell (Permission, Limited Information, Specific Suggestions, Intensive Therapie) scheint ein wirksames Instrument zu sein, wie Pflegefachpersonen querschnittgelähmte Patientinnen und Patienten optimal schulen und beraten können.

Diskussion: Die meisten Studien, Expertenberichte und Reviews stammen aus den USA. Das PLISSIT Modell wurde nur in Studien und Expertenberichten aus den USA benannt. Eine komplette Übernahme ins Schweizer Paraplegiker Zentrum wäre schwierig, da sich das Schweizer Gesundheitssystem vom amerikanischen unterscheidet.

Schlussfolgerung: Sexualität in nach wie vor ein Mythos, welcher von vielen Fehlinformationen begleitet wird. Auch die Pflege ist davon nicht verschont. Das Schweizer Paraplegiker Zentrum Nottwil könnte eine eigene Studie durchführen. In diese Studie könnten sowohl Patientinnen und Patienten als auch das Pflegefachpersonal eingeschlossen werden, damit ein optimales Konzept entwickelt werden kann.

Keywords: Spinal Cord Injury, Sexuality, Nursing

1 EINLEITUNG

In der Schweiz beziehen jedes Jahr über 1000 Personen eine Invaliden(IV)rente aufgrund einer Querschnittlähmung (Bundesamt für Sozialversicherungen, BSV, 2011). Jährlich kommen ungefähr 180 neue Querschnittgelähmte hinzu (Schweizer Papaplegiker Stiftung, SPS, 2012). Ursache für eine Querschnittlähmung sind in den meisten Fällen Unfälle oder eine Krankheit. Die Zahl der infolge eines Unfalls querschnittgelähmten Patientinnen und Patienten hat in den letzten Jahren abgenommen (SPS, 2012). Im Gegensatz dazu haben Fälle von Querschnittlähmung aufgrund einer Krankheit in den letzten Jahren zugenommen. Die SPS verzeichnete im Jahr 2011, dass von den im Schweizer Paraplegiker Zentrum (SPZ) Nottwil hospitalisierten Patientinnen und Patienten 51% durch eine Krankheit und 49% durch einen Unfall eine Querschnittlähmung erlitten (SPZ, 2011).

Bei einer Paraplegie sind die Beine und Teile des Rumpfes gelähmt. Zeichen einer Paraplegie sind motorische, sensible und vegetative Ausfälle in und unterhalb der Läsionshöhe. Wenn die Lähmung höher liegt, wird von einer Tetraplegie gesprochen. Eine komplette Tetraplegie liegt bei einer Lähmung aller vier Extremitäten und des ganzen Rumpfes vor (Zäch & Koch, 2006). Ab einer Läsionshöhe von Cervical drei ist auch ein völliger Ausfall des Atemzentrums vorhanden. Die Betroffenen werden deshalb ein Leben lang maschinell beatmet (Haas, 2012). Abhängig von der Lähmungshöhe und der damit verbundenen Rehabilitation kann die durchschnittliche Aufenthaltsdauer von querschnittgelähmten Patientinnen und Patienten in einer Rehabilitationsklinik bis zu 194 Tage betragen (Eberhard, 2004).

Eine Querschnittlähmung bedeutet eine grundlegende Veränderung des Alltags der Betroffenen. In der Pflegepraxis zeigt sich, dass die monatelange Rehabilitation von einem Wechselbad der Gefühle bei den Betroffenen begleitet wird.

Querschnittgelähmte Patientinnen und Patienten sind mit zahlreichen Beeinträchtigungen in den Aktivitäten des täglichen Lebens konfrontiert, unter anderem mit einer Blasen-, Darm- und Sexualfunktionsstörung. Die Sexualität ist daher ein sehr wichtiger Bestandteil der ganzheitlichen Rehabilitation. Da Sexualität sehr individuell und intim ist, lebt jede Person sie in einer anderen Art und Weise (Kämpfer & Schwager). Mit querschnittgelähmten Patientinnen und Patienten über ihre Sexualität zu reden, stellt für das interdisziplinäre Team, allen voran für das Pflegefachpersonal eine grosse Herausforderung dar. Oft sind Pflegefachpersonen diesem Thema gegenüber hilflos und wissen nicht genau, was ihre Rolle ist. Pflegefachpersonen haben die Erwartung, das Patientinnen und Patienten mit der Pflege über ihre

Sexualität reden, jedoch sehen sie sich nicht als erste Ansprechperson für solche Gespräche (The Journal of Spinal Cord Medicine, 2010). Querschnittgelähmte erwarten jedoch, dass das Pflegefachpersonal mit ihnen über ihre Sexualität spricht. Dies könnte ein Grund dafür sein, dass Sexualität in der Beziehung zwischen Patientinnen und Patienten und den Pflegefachpersonen oftmals nicht thematisiert wird.

Betroffene beschreiben, dass aus ärztlicher Sicht zum Thema Sexualität beraten wird, dabei jedoch nur medizinsche Aspekte geklärt werden. Wunsch der Betroffenen ist es jedoch, dass das Thema der Sexualität auch auf einer emotionalen, nicht medizinischen Ebene besprochen wird (Unveröffentlichte Befragung, SPZ, 2012). In der zitierten unveröffentlichten Befragung im Jahr 2012 im SPZ gaben die Patientinnen und Patienten an, dass sie sich Gespräch über Sexualität mit dem Pflegefachpersonal wünschen, da diese den Patientinnen und Patienten auf der Gefühlsebene am nahestehendsten sind.

In der Gesellschaft und in der Pflege wird das Thema Sexualität immer noch tabuisiert. Mögliche Gründe dafür sieht Kleinevers (2004) darin, dass die Pflege noch stark durch konservative, kirchliche und karitative Werte geprägt ist. Ein solches Tabu stellt in der heutigen Zeit, in der Ganzheitlichkeit sowie Patientinnen- und Patientenorientierung der Anspruch der Pflege sind, einen Widerspruch dar (Kleinevers, 2004).

Die oben genannten Probleme werden durch die Erfahrungen des Autors in der klinischen Praxis bestätigt. Bei der täglichen Arbeit mit querschnittgelähmten Patientinnen und Patienten kann beobachtet werden, dass Patientinnen und Patienten ein Bedürfnis haben, mit dem Pflegefachpersonal über ihre Sexualität zu reden. Das Pflegefachpersonal erkennt dieses Bedürfnis, fühlt sich jedoch in der Regel überfordert damit, über die Sexualität zu reden.

1.1 Fragestellung

Welche Aufgaben und Rollen können Pflegefachpersonen in der Rehabilitation von querschnittgelähmten Patientinnen und Patienten zum Thema Sexualität übernehmen?

1.2 Zielsetzung

Ziel der Arbeit ist es, zu einer ganzheitlichen Rehabilitation von querschnittgelähmten Patientinnen und Patienten beizutragen, indem mögliche Rollen und Aufgaben von Pflegefachpersonen in der Betreuung und Beratung dieser Patientinnen und Patienten zum Thema Sexualität erarbeitet werden. Diese Bachelor Arbeit entsteht in Absprache mit dem Schweizer Paraplegiker Zentrum Nottwil. Sie soll Grundlagen schaffen für eine Erweiterung des dort bestehenden Konzeptes zum Thema Sexualität. Ausserdem sollen auf Basis dieser Arbeit Weiterbildungen im SPZ neu gestaltet werden. Es wird zudem angestrebt, einen Qualitätszirkel ins Leben zu rufen, um das Thema im klinischen Alltag im SPZ zu integrieren.

2 THEORETISCHER BEZUGSRAHMEN

Im theoretischen Bezugsrahmen werden die wichtigsten Theorien und Konzepte, die für diese Bachelor Thesis relevant sind, beschrieben und Begrifflichkeiten operationalisiert.

2.1 Querschnittlähmung

Der Begriff Querschnittlähmung bezeichnet eine Schädigung des Rückenmarks (vgl. Abb. 1). Dabei werden die Nerven im Rückenmark aufgrund eines Unfalls oder einer Krankheit komplett oder nur teilweise durchtrennt, wodurch eine Ausfallssymptomatik entsteht. Zeichen einer Querschnittlähmung sind der Ausfall von motorischen, sensiblen und vegetativen Funktionen in und unterhalb der Verletzungshöhe.

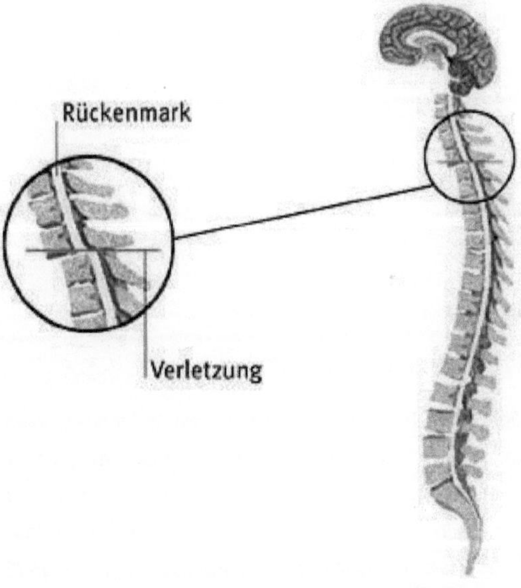

Abbildung 1: Verletzung des Rückenmarks (Megedi, 2013)

Von einer Paraplegie wird gesprochen, wenn die Lähmungshöhe unterhalb von Thorakal 1 liegt (vgl. Abb. 2). Betroffen sind vor allem die unteren Extremitäten und je nach Lähmungshöhe auch Teile des Rumpfes. Ist eine Verletzung des Rückenmarks im Bereich der Halswirbelsäule vorhanden, so wird von einer Tetraplegie gesprochen (vgl. Abb. 2). Hier sind alle vier Extremitäten betroffen. Liegt die Lähmung oberhalb von Cervical drei müssen Patientinnen und Patienten ein Leben lang beatmet werden, sofern eine komplette Tetraplegie vorliegt. Bei der Querschnittlähmung werden komplette und inkomplette Paraplegie oder Tetraplegie unterschieden (Flieger, 2012).

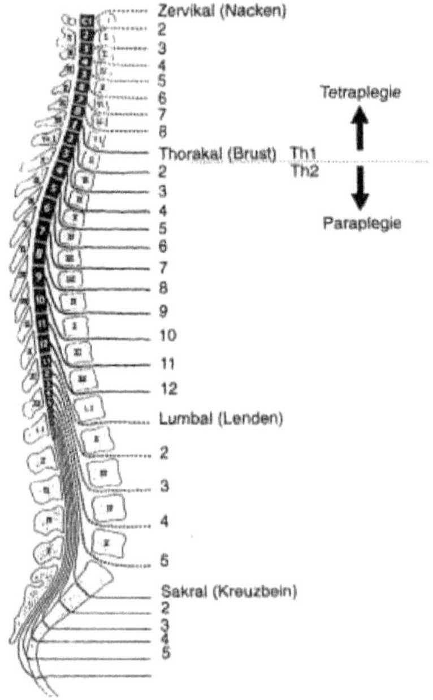

Abbildung 2: Übersicht von Paraplegie und Tetraplegie (Geier, 2013)

2.1.1 Schlaffe und spastische Lähmung

Wenn im gelähmten Körperbereich eine komplette Lähmung vorliegt, also keine Muskelaktivität vorhanden ist, wird von einer schlaffen Lähmung gesprochen. Dies geschieht vor allem bei einer völligen Durchtrennung der peripheren Nerven. Bei einer spastischen Lähmung sind noch unwillkürliche Muskelaktivitäten vorhanden. Diese Muskelaktivitäten werden als Spastiken bezeichnet. Lähmungen unterhalb von Lumbal eins auf der Wirbelsäule resultieren bei Erwachsenen in den meisten Fällen als eine schlaffe Lähmung. Grund dafür ist, dass in dieser Zone, also unterhalb der Cauda equina, nur noch Nervenfasern und keine Nevenbündel vorhanden sind. Liegt die Lähmung oberhalb von Thorakal 12, so ist oft die Rede von einer spastischen Lähmung. Grund dafür ist, dass die Läsion im Rückenmark liegt. Reize vom Gehirn werden nicht weiter als bis zur Läsionshöhe geleitet. Generell kann es nicht immer zu einer spastischen oder schlaffen Lähmung kommen. Diese Unterscheidung kann nicht immer klar gemacht und definiert werden (Flieger, 2012).

2.1.2 Komplette und inkomplette Querschnittlähmung

Wenn unterhalb der Läsionshöhe keinerlei Nervenfunktionen vorhanden sind, wird von einer kompletten Querschnittlähmung gesprochen. Eine typische Ursache ist die völlige Durchtrennung des Rückenmarks, aber auch andere Ursachen wie Tumore oder Nervenentzündungen können dazu führen. Wenn unterhalb der Lähmungshöhe noch funktionsfähige Nerven oder Nervenfasern vorhanden und diese nachweisbar sind, redet man von einer inkompletten Querschnittlähmung. Diese Differenzierung ist vor allem für die Therapie und Rehabilitation und für das Leben der Betroffenen von Bedeutung. Bei einer inkompletten Querschnittlähmung besteht die Möglichkeit, dass die Patientinnen und Patienten noch einige Funktionen in den Aktivitäten des täglichen Lebens zurückgewinnen können (Flieger, 2012).

2.2 Rehabilitation Querschnittgelähmter

Im Jahr 1995 hat die Deutsche gewerbliche Berufsgenossenschaft für Querschnittlähmung die Rehabilitation in drei Phasen aufgeteilt. Darauf bezugnehmend teilen Osbahr und Modler (2012) diese drei Phasen folgend auf:

- Akutphase
- Postakutphase
- Lebenslange Nachsorge

In den nachfolgenden Abschnitten werden diese Phasen nach Osbahr und Modler (2012) beschrieben.

2.2.1 Akutphase

Die Akutphase ist durch intensive Betreuung gekennzeichnet. Ziel der Akutphase ist, das Betroffene eine kurative Behandlung erhalten. In der Akutphase können typische Komplikationen und Besonderheiten auftreten. Dazu gehören vor allem die Thrombose, der spinale Schock, die Dysreflexie und Atemschwierigkeiten.

Thrombose: In den ersten drei Monaten ist die Gefahr einer Thrombose aufgrund mangelnder Bewegung und fehlender Muskelaktivität sehr gross.

Spinaler Schock: Beim spinalen Schock handelt es sich um den plötzlichen Ausfall von motorischen, sensorischen und vegetativen Funktionen bei einer Rückenmarksverletzung. Die Gefässe erweitern deutlicher als bei nicht querschnittgelähmten Patientinnen und Patienten. Dies zeigt sich vor allem bei Mobilisationen in der Akutphase, wo viele querschnittgelähmte Patientinnen und

Patienten aufgrund der erweiterten Gefässe einen Kollaps erleiden. Der spinale Schock kann mehrere Wochen oder sogar Monate dauern.

Dysreflexie: Eine häufig vorkommende und gefürchtete Komplikation ist die Dysreflexie. Bei einer Dysreflexie kommt es zu einer Flüssigkeitsansammlung oder Volumenzunahme in natürlichen und unnatürlichen Körperhöhlen. Vor allem die Blase und der Darm sind davon stark betroffen. Wenn der Darm mit Luft oder Stuhl gefüllt ist oder die Blase voll ist und Darm oder Blase nicht entleert werden können, kann eine Dysreflexie eintreten. Zeichen einer Dysreflexie sind massive Kopfschmerzen, aber auch eine Rötung des Gesichts. Hinzu dem kommen kritische erhöhte Blutdruckwerte, die zwingend eine sofortige Intervention erfordern. Eine Entleerung des Darms oder der Blase ist sofort zu unternehmen. Eine unbehandelte Dysreflexie kann zu mehreren gravierenden Komplikationen und Folgeschäden bis zum Tod führen.

Atmung: Die Mehrzahl der aufgrund eines Unfalls querschnittgelähmten Patientinnen und Patienten hat aufgrund von Begleitverletzungen Atemschwierigkeiten. Die Betroffenen benötigen dann eine intensive und spezialisierte Atemtherapie. Sie benötigen Hilfe beim Abhusten, je nachdem muss Schleim endotracheal abgesaugt werden. Bei hohen Lähmungen, auf Thorakalebene oder Cervicalebene oder bei Tetraplegikerinnen und Tetraplegikern fällt die Zwischenrippenmuskulatur komplett aus, was eine Verminderung des Atemvolumens verursacht. Querschnittgelähmte Patientinnen und Patienten, die eine komplette Durchtrennung des Rückenmarks auf Höhe Cervical 3 und höher aufweisen, sind dauerhaft beatmet und brauchen unter anderem eine sehr spezialisierte Atemtherapie.

2.2.2 Postakutphase

In der Postakutphase findet die Rehabilitation hauptsächlich statt. Um Patientinnen und Patienten optimal zu rehabilitieren, ist es wichtig, ihre Ressourcen zu erkennen und diese in den Alltag zu integrieren und zu fördern und gemeinsame Ziele zu vereinbaren. Eine entscheidende Voraussetzung ist die inter- und intradisziplinäre Zusammenarbeit des behandelnden Teams. Das Ziel aller beteiligten Disziplinen in dieser Phase ist die grösstmögliche Selbständigkeit der querschnittgelähmten Patientinnen und Patienten. Damit Querschnittgelähmte optimal rehabilitiert werden können, brauchen sie eine stabile Atmung, einen stabilen Kreislauf, die Komplikationen sollten selten auftreten, Mobilisationen sollten möglich sein und die Psyche stabil sein. Eine besonders hohe Priorität haben die Aktivitäten des täglichen Lebens, die Mobilitätsfähigkeit und die Wiederherstellung der kommunikativen Fähigkeiten. Doch auch die gesellschaftliche und berufliche Eingliederung gehören zu den Zielen dieser Phase.

2.2.3 Lebenslange Nachsorge

Ziel der lebenslangen Nachsorge ist einerseits die Früherkennung und Behandlung von Komplikationen, anderseits aber auch das Aufrechterhalten der hergestellten Rehabilitation. Querschnittgelähmte müssen in regelmässigen Abständen in Behandlungen gehen. Die lebenslange Nachsorge ist unter anderem auch wichtig, um Komplikationen im Zusammenhang mit der Blase und der Haut vorzubeugen. Auch ist hier die psychische Stabilität von grosser Bedeutung, damit Betroffene so selbständig wie möglich sein können. Querschnittgelähmte Patientinnen und Patienten, die nicht oder nur mit grossem Aufwand ein Querschnittzentrum besuchen können, sind auf die Hilfe von externen Pflegefachpersonen angewiesen, die sie zu Hause besuchen. Diese Pflegefachpersonen brauchen eine spezielle Schulung, um die Betroffenen optimal und ganzheitlich betreuen zu können. Viele Querschnittszentren bieten Schulungen zur Betreuung von querschnittgelähmten Patientinnen und Patienten für externe Dienste und Angehörige an. Die Angehörigen und externe Dienste werden in der Regel bereits geschult, wenn die Betroffene oder der Betroffene noch stationär in Behandlung ist. Dies ist bei hochgelähmten, vor allem bei Tetraplegikerinnen und Tetraplegikern der Fall, seltener bei Paraplegikerinnen und Paraplegikern (Osbahr & Modler, 2012).

2.3 Sexualität

Der Begriff der Sexualität ist nicht einheitlich definiert. In der Literatur finden sich verschiedene Beschreibungen mit unterschiedlichen Schwerpunkten.

Gemäss Pschyrembel (2011) erfüllt die Sexualität drei Grundfunktionen: Fortpflanzung, Beziehung und Kommunikation sowie Lustgewinn und Befriedigung. Weiter wird im Pschyrembel ausgeführt, dass Sexualität sehr individuell erlebt wird. Es werden aussderdem verschiedene Aspekte der Ausprägungsformen beschrieben. Die wichtigsten sind Körperlichkeit, Persönlichkeit und das Erleben, sexuelle Bedürfnisse, sexuelle Orientierung, sexuelles Handeln, soziale und kulturelle Integration (Pschyrembel, 2011).

Die Weltgesundheitsorganisation (WHO) (2006a) beschreibt, dass Sexualität per se ohne eine breite Betrachtung nicht definiert werden kann. Gemäss WHO ist Sexualität ein zentraler Aspekt des Menschseins und umfasst Geschlecht, geschlechtliche Identitäten und Rollen, sexuelle Orientierung, Erotik, Freude, Intimität und Reproduktion. Die Sexualität zeigt sich in Gedanken, Phantasien, Wünschen,

Überzeugungen, Einstellungen, Werten, Verhaltensweisen, Praktiken, Rollen und Beziehungen. Nicht immer können alle Dimensionen der Sexualität ausgelebt werden. Die Sexualität wird durch biologische, psychologische, soziale, wirtschaftliche, politische, kulturelle, rechtliche, historische, religiöse und spirituelle Gegebenheiten geprägt (WHO, 2006a).

2.4 Sexuelle Rehabilitation

Die Urologen Burgdörfer und Kock (2005) vom Berufsgenossenschaftlichen Unfallkrankenhaus Hamburg haben im Jahr 2005 ein Dokument über die sexuelle Rehabilitation querschnittgelähmter Patientinnen und Patienten entwickelt. Sie unterteilen die sexuelle Rehabilitation in drei Phasen. Diese Phasen müssen von querschnittgelähmten Patientinnen und Patienten nicht zwingend vollständig und in einer bestimmten Reihenfolge durchlaufen werden. Für Beraterinnen und Berater kann eine Kenntnis dieser Phasen jedoch hilfreich sein, um den spezifischen Bedürfnissen der Patientinnen und Patienten gerecht zu werden. Diese drei Phasen beziehen sich vor allem auf die sexuelle Rehabilitation querschnittgelähmter Männer. Zur sexuellen Rehabilitation querschnittgelähmter Frauen gibt es zurzeit kein Dokument oder Konzept. In den folgenden Unterkapiteln werden die von Burgdörfer und Kock (2005) herausgearbeiteten drei Phasen detailliert dargestellt.

2.4.1 Phase der Verunsicherung/Veränderung

Diese Phase ist von Verunsicherung, Angst und Rückzug geprägt. Betroffene fühlen sich unattraktiv und können sich nicht vorstellen, dass sie Liebe geben und auch Liebe annehmen können. Falls querschnittgelähmte Patienten in dieser Phase in einer Beziehung sind, so bekommen die Partnerin oder der Partner oft Trauer, Depression, verbale Aggression und Provokation zu spüren. Für die Betroffenen stellt sich dann oft die Frage, ob die Partnerin oder der Partner die Beziehung aus Liebe oder aus Mitleid aufrechterhält. Die kommunikativen Kompetenzen und das Selbstvertrauen der querschnittgelähmten Männer sind in dieser Phase sehr gering, es fällt ihnen daher schwer, sexuelle Wünsche anzusprechen. Falls Querschnittgelähmte doch sexuelle Wünsche, erotische Vorstellungen oder das Bedürfnis nach Zärtlichkeit haben, erschleichen sie sich die Erfüllung gemäss Burgdörfer und Kock (2005) oft von Pflegefachpersonen bei Mobilisationen oder bei der täglichen Körperpflege. Falls jedoch noch Neugier vorhanden ist, kann diese eine Triebfeder für sexuelle Aktivitäten sein.

2.4.2 Phase des Experimentierens

In dieser Phase entwickelt sich die Bereitschaft, noch verbleibende Funktionen wahrzunehmen und auszuprobieren. Die Betroffenen verhalten sich in dieser Phase beim Ausleben ihrer Sexualität primär nach den vor der Einschränkung praktizierten Mustern. Vor allem Männer haben das Ziel, beim Experimentieren einen Orgasmus zu bekommen und falls eine Beziehung vorhanden ist, bei ihrer Partnerin oder ihrem Partner einen Orgasmus zu provozieren und zu zeigen, dass sie noch sexuell leistungsfähig sind. Das führt häufig zu Frustrationen, zumal intermittierend Urin- und Stuhlinkontinenzen auftreten können. Dadurch kann erneute Verunsicherung auftreten. Die Vorstellung, ihre Sexualität nach alten Mustern zu leben, hindert Betroffene daran, sich auf neue Ideen und Vorstellungen einzulassen. Falls Betroffene jedoch neue Wege in der Sexualität ausprobieren und diese ihnen gelingen, so besteht hier gemäss Burgdörfer und Kock die Möglichkeit, ihr Selbstwertgefühl zu stärken.

2.4.3 Phase des Akzeptierens/Geniessens

In dieser Phase haben die meisten Querschnittgelähmten ihre Querschnittlähmung akzeptiert. Sie haben sich insbesondere von alten Mustern und Normen der Sexualität gelöst und können ihr Sexualleben wieder geniessen. Es herrscht eine offene Kommunikation über Sexualität und Wünsche und Vorstellungen. Lust ist wichtiger als Leistung. Gemeinsam mit ihrer Partnerin oder ihrem Partner können querschnittgelähmte Männer neue Wege finden, um ein erfülltes Sexualleben zu haben. Dennoch sind auch in dieser Phase Ängste vor einer Trennung und deren möglichen Folgen vorhanden.

2.5 Sexualität als Grundbedürfnis und Recht des Menschen

Der amerikanische Psychologe Abraham Maslow entwickelte 1943 eine Bedürfnistheorie. Maslow gilt als Begründer der humanistischen Psychologie (Kruntorad, 2010). Das menschliche Handeln wird gemäss Maslow durch Defizitbedürfnisse und Wachstumsbedürfnisse bestimmt. Die Grundbedürfnisse und Motivationen, die Maslow in seiner Theorie hierarchisiert beschreibt, werden oft in einer sogenannten Bedürfnispyramide dargestellt (vgl. Abbildung 3). Erst wenn ein Bedürfnis der untersten Ebene erreicht ist, kann der Mensch ein anderes Bedürfnis in darauffolgenden Hirarchieebenen erreichen. Wenn also ein Mensch die physiologischen Grundbedürfnisse nicht stillen kann, so wird er auch nicht das Bedürfnis nach Sicherheit oder soziale Bedürfnisse stillen können. Sexualität gehört in der Maslowschen Bedürfnishirarchie zu den physiologischen Grundbedürfnissen des

Menschen. Maslow beschreibt, dass Sexualität sowohl zum Geben aber auch zum Erleben gehört. Sex definiert Maslow auch als ein Grundbedürfnis, macht aber darauf aufmerksam, dass Sex nicht mit Sexualität gleich zu setzen ist. Zur Sexualität gehören Zärtlichkeit, Liebe und Zuneigung (Kruntorad, 2010).

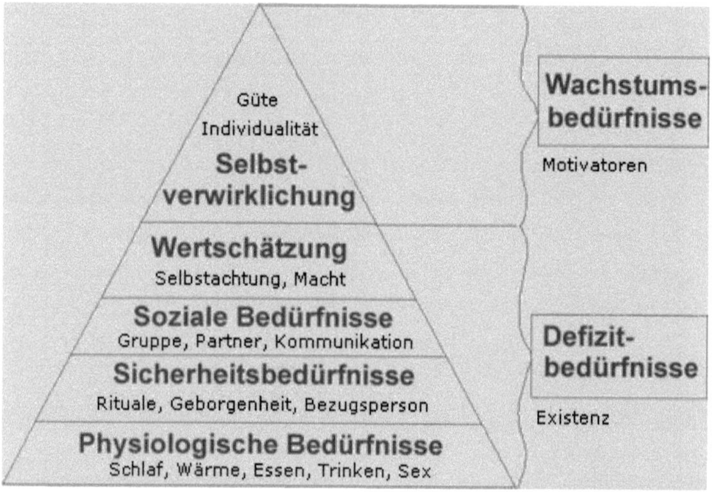

Abbildung 3: Bedürfnispyramide, nach Maslow (Attop, 2013)

Gemäss WHO (2013) hat jeder Mensch ein Recht auf Sexualität. Dieses Recht kann gemäss WHO nur eingelöst werden, wenn die Menschenrechte eingehalten werden.

Das Recht auf Sexualität beinhaltet gemäss WHO folgende Punkte:

- Das Recht auf Gleichbehandlung und nicht diskriminiert zu werden
- Das Recht, vor Folter und Verfolgung und Grausamkeiten geschützt zu sein
- Das Recht auf Privatsphäre bzw. Intimität
- Das Recht auf Gesundheit, sexuelle Gesundheit und soziale Sicherheit
- Das Recht zu heiraten, eine Familie zu gründen und dass diese bei Auflösung gleichberechtigt ist
- Das Recht darauf, selbst zu entscheiden, wie viele Kinder jemand will und in welchem Abstand diese Kinder kommen sollen
- Das Recht auf Informationen und Edukation
- Das Recht auf freie Meinungsäusserung
- Das Recht auf einen wirksamen Rechtsbefehl bei Verletzung der Grundrechte

Die WHO macht darauf aufmerksam, dass das Ausüben dieser Rechte verlangt, dass alle Menschen die sexuellen Rechte anderer respektieren.

Auch in einem Artikel des American Journal of Public Health (2007) wird das Recht des Menschen auf Sexualität hervorgehoben. Es wird ausgeführt, dass Menschen das Recht auf die Unversehrtheit des Körpers haben, das Recht zu entscheiden, ob sie sexuell aktiv sein wollen oder nicht, das Recht, eine sexuelle Partnerin oder einen sexuellen Partner frei zu wählen, das Recht, eine einvernehmliche sexuelle Beziehung zu haben und zu entscheiden, ob sie Kinder haben wollen oder nicht (American Journal of Public Health, 2007).

2.6 Rolle der Pflegefachperson

Der International Council of Nurses (ICN) definiert den Aufgabenbereich der Pflege wie folgt: Die Pflege umfasst autonom und in Kooperation die Betreuung aller Altersgruppen, Familien, Gruppen- und Gruppengemeinschaften, ob krank oder gesund, in allen Bereichen. Die Pflege fördert die Gesundheit, handelt präventiv bei Krankheiten. Des Weiteren umfasst die Pflege die Betreuung von kranken, behinderten und sterbenden Menschen. Sie setzt sich für Patientinnen und Patienten ein und fördert eine sichere Umgebung. Ausserdem soll die Pflege bei der Forschung mitwirken, bei gesundheitspolitischen Aspekten und in der Bildung aktiv sein (ICN,2010).

2.6.1 Rolle der Pflegefachperson in der sexuellen Rehabilitation

Die Urologen Burgdörfer und Kock (2005) benennen in ihrem Modell zeitgerechte Massnahmen in der sexuellen Rehabilitation Querschnittgelähmter Männer und mögliche Aufgaben von betreuenden Personen, die mit querschnittgelähmten Patientinnen und Patienten im stationären Setting arbeiten. Sie gehen nicht ausschliesslich auf die Rolle der Pflegefachpersonen ein, jedoch lassen sich aus ihren Beschreibungen und Empfehlungen zu den drei Phasen der sexuellen Rehabilitation einige Aufgabenfelder für Pflegefachpersonen ableiten.

2.6.2 Phase der Verunsicherung / Veränderung

In dieser Phase erachten Burgdörfer und Kock vor allem eine vertraute Beziehung zwischen Betroffenen und Beraterinnen und Beratern als wichtig. Vertrauenspersonen sind in dieser Phase gemäss Burgdörfer und Kock gerade Pflegefachpersonen, sowie Fachpersonal von Physiotherapie und Ergotherapie, da mit diesen eine häufige und regelmässige Zusammenarbeit besteht. Gespräche über die Sexualität mit Ärztinnen und Ärzten, Psychologinnen und Psychologen sind laut Burgdörfer und Kock weniger zu empfehlen, da die nötige Vertrauensbasis fehlt. Burgdörfer und Kock empfehlen hier einen akzeptierenden und zuhörenden Gesprächsstil. Falls fachliche Fragen auftauchen, so sollen diese beantwortet werden. Die Autoren weisen jedoch auch darauf hin, dass die Beraterinnen und Berater Grenzen erkennen und setzen müssen, denn sie können nicht alle Fragen beantworten und haben nicht immer eine Lösung.

2.6.3 Phase des Experimentierens

Aufgabe der Beraterinnen und Berater in dieser Phase ist, den querschnittgelähmten Männern Mut zu machen, sie für Neuorientierungen zu öffnen. Zwar sind Beraterinnen und Berater bei den entscheidenden Situationen nicht dabei, aber wenn ein Vertrauen vorhanden ist, können solche Situationen reflektiert werden. Ängste und Widerstände sollen nicht schön geredet oder ignoriert, sondern intensiv besprochen werden. Diese Phase kann Jahre oder Jahrzehnte andauern.

2.6.4 Phase des Akzeptierens / Geniessens

In dieser Phase müssen Beraterinnen und Berater kaum noch eingreifen. Hier geht es darum, ausserhalb der Beziehung stehende Ansprechpersonen für einen Austausch über die Beziehung und eventuelle Veränderungen zu sein. Bei Problemen oder Fragen, zum Beispiel bei Kinderwunsch, sollten Auskünfte über Beratungs- oder Hilfsangebote gegeben werden.

3 METHODE

Um die Fragestellung zu beantworten, wurde von Januar bis Juni 2013 eine umfassende systematische Literaturrecherche durchgeführt. In die Suche wurden die Datenbanken PubMed, Cinahl und Medline einbezogen. Der Autor verwendete dabei die in Tabelle eins ersichtlichen englischen Suchbegriffe. Die Begriffe Querschnittlähmung, Paraplegie oder Tetraplegie konnten nicht eins zu eins übersetzt werden. Im englischen Sprachraum wird in der Fachsprache für Querschnittlähmung der Ausdruck *Spinal Cord Injury* verwendet. Mit der Unterstützung der Dozentin im Technical English an der Berner Fachhochschule konnte der Autor Übersetzungen und Synonyme finden.

Tabelle 1: Suchbegriffe

Deutsch	**Englisch**
Querschnittlähmung	Spinal Cord Injury
Paraplegie	Spinal Cord Injury
Tetraplegie	Spinal Cord Injury
Sexualität	Sexuality
Pflege	Nursing

3.1 Einschlusskriterien

- Querschnittlähmung aufgrund eines Unfalls
- Alle Forschungsdesigns
- Alter über 18 Jahre
- Stationäre Patientinnen und Patienten
- Pflegefachpersonen, die mit querschnittgelähmten Patientinnen und Patienten arbeiten
- Publikationen in Deutsch, Englisch und Albanisch

3.2 Ausschlusskriterien

- Querschnittlähmung aufgrund einer Krankheit
- Psychische oder geistige Behinderungen

3.3 Suchstrategie

Aufgrund der unbefriedigenden Datenlage wurden keine Limiten eingesetzt. Der Suchbegriff Rehabilitation konnte bei der Suche nicht eingeschlossen werden, da diese Suche keine Resultate ergab. Auch das Alter wurde aufgrund fehlender Resultate nicht begrenzt. Nach Überprüfung aller Abstracts wurden diejenigen Studien, Expertenberichte und Reviews, die relevant für die Beantwortung der Fragestellung sind, gelesen und kritisch beurteilt.

Tabelle 2: Suchstrategie

Datenbank	**Suchbegriffe und Operatoren**	**Limite**	**Anzahl gefundener Studien**	**Anzahl verwendeter Studien**
PubMed	Spinal Cord Injury (MeSH) AND Sexuality (MeSH) AND Nursing (MeSH)	Keine	3	2
CINAHL	Spinal Cord Injury AND Sexuality AND Nursing	Keine	19	6
Medline	Spinal Cord Injury AND Sexuality AND Nursing	Keine	20	1
PubMed	Spinal Cord Injury AND Sexuality AND Nursing	Keine	30	3

4 ERGEBNISSE

Die verwendeten Studien, Expertenberichte und Reviews werden nachfolgend in Tabellen zusammengefasst. Die Studien wurden mit den Checklisten von Polit und Beck (2012), Overall Critique of a Quantitative Research Report und Overall Critique of a Qualitative Research Report kritisch beurteilt. Die Expertenberichte wurden mittels der Checkliste JBI NOTARI Critical Appraisal Checklist for Narrative, Opinian and Textual Papers von Pearson, Field und Jordan (2007) kritisch beurteilt. Das Review wurde mittels der Checkliste zur Beurteilung von systematischen Reviews und Metaanalysen von Schea et al. (2007) beurteilt.

4.1 Tabellarische Übersicht der Studien und Expertenberichte

Alle verwendeten Studien, Expertenberichte und das Review sind nachfolgend in Tabellen zusammengefasst. Zwecks einfacher Leserlichkeit wurden die Tabellen angepasst.

Tabelle 3: Identifying and Overcoming Barriers to Providing Sexuality Information in the Clinical Setting (Herson, Hart, Gordon & Rintala, 1999)

Autoren, Jg., Land	Herson Linda, Hart A. Karen, Gordon J. Marjorie, Rintala H. Diana, (1999), USA
Fragestellung/Zielsetzung/ Hypothese und Design	*Zielsetzung:* Die Hindernisse bei der Thematisierung von Sexualität herauszufinden und wie diese überwunden werden könnten. *Hypothese:* Pflegefachpersonen haben keine Zeit, mit den Patientinnen und Patienten über Sexualität zu sprechen. Pflegefachpersonen haben nicht das nötige Fachwissen zu diesem Thema. Die Pflegefachpersonen haben individuelle Einstellungen und Meinungen zu Sexualität. Patientinnen und Patienten zeigen keine Bereitschaft über Sexualität zu reden. Dieser Artikel identifiziert Hindernisse und macht Vorschläge, wie Pflegefachpersonen die Sexualität mit querschnittgelähmten Patientinnen und Patienten ansprechen können. *Design:* Expertenbericht
Setting und Sample	1996 fand in Seattle / USA die Association of Rehabilitation Nurses 22nd Annual Educational Conference statt. Das Thema dieser Konferenz war Sexualität nach einer Querschnittlähmung. Eine Gruppe aus Forscherinnen und Forschern verfasste nach der Konferenz einen Artikel, wie mit dieser Thematik umgegangen werden könnte.
Intervention und/oder verwendete Instrumente	*Intervention:* Es fand keine Intervention statt, da es ein Expertinnenbericht ist. *Instrument:* Es gab keine Instrumente, da es ein Expertinnenbericht ist.
Wichtigste Ergebnisse mit Kennzahlen	*Hindernisse für die Bereitstellung von Informationen über Sexualität:* Pflegefachpersonen haben aufgrund kurzer Verweildauer von Patientinnen und Patienten zu wenig Zeit über Sexualität zu reden, verbunden damit, dass so keine optimale Beziehung aufgebaut werden kann. *Mangelndes Wissen:* Pflegefachpersonen haben ein zu wenig ausreichendes Wissen über die Sexualität von querschnittgelähmten Patientinnen und Patienten. Des Weiteren haben sie Angst, falsche Informationen zu geben. Pflegefachpersonen sollten querschnittgelähmte Patientinnen und Patienten an weitere Disziplinen leiten, falls sie mangelndes Wissen haben. *Andere Disziplinen sind für die Aufklärung bzgl. der Sexualität zuständig:* Pflegefachpersonen glauben, dass es nicht ihre Aufgabe ist, über Sexualität mit Patientinnen und Patienten zu reden. Betroffene denken aber vor allem, dass Pflegefachpersonen ihre Ansprechpersonen sind und deshalb fragen sie nicht die Ärzteschaft oder andere Berufsgruppen. *Eigene Einstellungen und Überzeugungen über Sexualität:* Pflegefachpersonen haben eigene Werte und Überzeugungen über Sexualität. Diese Werte und Überzeugungen dürfen nicht der Grund sein, warum querschnittgelähmte Patientinnen und Patienten wenig oder gar nicht informiert oder geschult werden. Sie sollten keine Vorurteile haben, auch wenn sie Situationen antreffen, die sie nicht gewohnt sind.

	Mangelnde Bereitschaft von Betroffenen: Wenn querschnittgelähmte Patientinnen und Patienten nicht die Bereitschaft zeigen über ihre Sexualität zu reden, so können die Pflegefachpersonen den Betroffenen schriftliches Material und Videos abgeben. Sie sollten den Patientinnen und Patienten aufzeigen, dass wenn sie so weit sind, jemand da ist und mit ihnen darüber redet. *Die Bereitschaft über die Sexualität zu reden von Pflegefachpersonen und deren Vorgesetzen erhöhen:* Ein sehr gutes Instrument ist das PLISSIT Modell. *P*ermission: Pflegefachpersonen sollen Gesprächsbereitschaft signalisieren. *L*imited *I*nformation: Pflegefachpersonen sollten zur richtigen Zeit die nötigen Gespräche führen, um Informationen abzugeben und Fehlvorstellungen vorzubeugen. *S*pecific *S*uggestions: Hier sollten Pflegefachpersonen den querschnittgelähmten Patientinnen und Patienten konkrete Informationen, Empfehlungen und Ratschläge geben. *I*ntensive *T*herapy*:* In dieser Phase soll die Pflegefachperson die Betroffenen vor allem an weitere Dienste weitermelden, vor allem an die Disziplinen der Urologie, Gynäkologie oder Sexualtherapie. Dieser Expertenbericht empfiehlt weiter folgende Massnahmen: *Fachwissen erweitern:* Die Institutionen sollen das Pflegefachpersonal intensiv schulen. Dies kann in Form von Weiterbildungen stattfinden. *Bezugspflege:* Pflegefachpersonen, die als Bezugspflegende arbeiten, sollten ihre Patientinnen und Patienten dazu ermutigen, über die Sexualität zu reden. *Pflegeausbildung*: Die Sexualität sollte in der Grundausbildung verstärkt unterrichtet werden. *Peer Counseling:* Querschnittgelähmte Patientinnen und Patienten sollten die Möglichkeit erhalten, mit anderen Betroffenen über die Sexualität und andere Themen zu reden. Pflegefachpersonen sollten hier eine vermittelnde Funktion übernehmen.
Stärken / Schwächen Evidenzlevel2	*Stärken:* Ein sehr umfassendes Dokument, welches versucht, alle wichtigen Aspekte zu berücksichtigen. *Schwächen:* Ethische Aspekte und kulturelle Hindergründe werden zu wenig berücksichtigt. *Evidenzlevel:* 7

Tabelle 4: Spinal Cord Injured Women's Views of Sexuality: A Norwegian Survey (Lysberg & Severinsson, 2003)

Autoren, Jg., Land	Lysberg Karen, Severinsson Elisabeth, (2003), Norwegen
Fragestellung/Ziel-setzung/ Hypothese und Design	*Zielsetzung:* Das Ziel dieser Studie war es, die Ansichten zur Sexualität von querschnittgelähmten Frauen nach einem Unfall und die Rolle der Pflege in diesem Bereich in Erfahrung zu bringen. Es wurde eine deskriptive Studie durchgeführt. Design: deskriptive qualitative Studie
Setting und Sample	Es wurden 48 Frauen (n=48) in dieser Studie eingeschlossen. Der Unfall lag zwischen 1 – 55 Jahre zurück. 35 Frauen hatten eine Paraplegie. 13 Frauen hatten eine Tetraplegie.
Intervention und/oder verwendete Instrumente	Den Frauen wurde ein selbsterstellter Fragebogen ausgehändigt. Die Frauen mussten den Fragebogen selbst ausfüllen. Der Fragebogen beinhaltete 3 Fragen: 1. Waren sie vor dem Unfall sexuell aktiv? 2. Wie wichtig ist ihnen das Leben der Sexualität vor und nach dem Unfall? 3. Haben sie eine Beziehung mit oder ohne Sex, eine sexuelle Beziehung oder gar keine sexuelle Aktivität?
Wichtigste Ergebnisse mit Kennzahlen	*Sexuelle Aktivität vor dem Unfall:* 58% der Frauen waren vor dem Unfall sexuell aktiv. 33% waren vor dem Unfall nicht sexuell aktiv. *Bedeutung der Sexualität vor und nach dem Unfall:* 21% der Frauen gaben an, dass die Sexualität nach dem Unfall weniger wichtig als vor dem Unfall ist. Bei 52% der Frauen hat sich nichts an der Wichtigkeit geändert. 4% berichteten, dass die Sexualität nach dem Unfall für sie wichtiger geworden ist. 23% der Frauen beantworteten diese Frage nicht. *Sexuelle Aktivität und Beziehung:* 58% der Frauen hatten einen festen Partner und auch sexuelle Aktivität. 25% lebten alleine und hatten auch keine sexuelle Aktivität. 8% hatten keinen Partner. 6% hatten zwar keine feste Beziehung, waren jedoch sexuell aktiv. Eine Frau (3%) hatte einen Partner, von dem sie sich jedoch 5 Monate vor der Befragung getrennt hatte. *Pflege:* Pflegefachpersonen haben eine Verantwortung der ganzheitlichen Pflege. Pflegefachpersonen sollten die eigenen Stärken und Schwächen im Hinblick auf das Thema der Sexualität finden und Patientinnen und Patienten unter Wahrung der persönlichen Integrität optimal betreuen und beraten.
Stärken / Schwächen Evidenzlevel2	*Stärken:* Bevor diese Studie durchgeführt wurde, führten die Forscherinnen eine Literaturreview durch, um den aktuellen Stand der Forschung zu erfahren. Eine Ethikkommission bewilligte diese Studie. Die Studie war freiwillig und anonym. *Schwächen:* Obwohl die Wichtigkeit der Pflegefachpersonen und ihre möglichen Aufgaben im Text immer wieder erwähnt werden, wurden die Frauen in der Studie dazu nicht befragt. *Evidenzlevel:* 6

Tabelle 5: Addressing Issues of Sexuality with Spinal Cord Injured Persons (Hodge, 1995)

Autoren, Jg., Land	Hodge L. Arleen, (1995), USA
Fragestellung/Ziel-setzung/ Hypothese und Design	*Zielsetzung:* Aufklärung über mögliche Aufgaben von Pflegefachpersonen in der Betreuung von querschnittgelähmten Patientinnen und Patienten zum Thema Sexualität. *Design:* Expertenbericht
Setting und Sample	*Sample:* Eine Expertin im Fachgebiet von der Betreuung von querschnittgelähmten Patientinnen und Patienten hat einen Artikel veröffentlicht und stellt anschaulich dar, welche Assessments Pflegefachpersonen verwenden können, wenn sie mit querschnittgelähmten Patientinnen und Patienten über Sexualität reden.
Intervention und/oder verwendete Instrumente	*Intervention:* Es fanden keine Interventionen statt, da es ein Expertenbericht ist. *Instrumente:* Es wurden keine Instrumente eingesetzt, da es ein Expertenbericht ist.
Wichtigste Ergebnisse mit Kennzahlen	Pflegefachpersonen haben unter Betrachtung der ganzheitlichen Pflege die Verantwortung, Querschnittgelähmte über die Sexualität zu schulen und zu beraten. Empfohlen wird ein Vorgehen nach dem PLISSIT Modell: *Permission:* Pflegefachpersonen sollen Sexualität mit querschnittgelähmten Patientinnen und Patienten ansprechen. Sie sollten offen und ehrlich sein und dieses Thema ohne Vorurteile ansprechen. Wenn die Pflegefachperson ein nicht hinreichendes Wissen dazu hat, ist sie aufgefordert, Betroffene an andere Pflegefachpersonen oder Disziplinen weiter zu leiten. *Limited Information:* In dieser Phase sollten Pflegefachpersonen generelle und keine spezifischen Informationen an Betroffene weitergeben. Sexualität soll besprochen werde, hier jedoch noch generelle Informationen abgeben. *Specific Suggestions:* Hier soll die Pflegefachperson ihr Phantasie und ihr Können einsetzen. Sie sollten querschnittgelähmten Patientinnen und Patienten Möglichkeiten aufzeigen. Sie soll kreativ sein, Sex-Positionen oder Sex-Toys zeigen. *Intensive Therapy:* Pflegefachpersonen sollten in dieser Phase ihre Grenzen erkennen und querschnittgelähmte Patientinnen und Patienten wenn nötig in eine Sexualtherapie verweisen.
Stärken / Schwächen Evidenzlevel2	*Stärken:* Auf die psychologischen Aspekte wird stark eingegangen. Die Grezen von Pflegefachpersonen sind klar ersichtlich. *Schwächen:* Es wird nur ein Modell vorgestellt. Andere mögliche Assessments oder Modelle werden nicht erwähnt. *Evidenzlevel:* 7

Tabelle 6: Rehabilitation Nurses' Knowledge of and Attitudes Toward Sexuality (Wilson & Dible, 1993)

Autoren, Jg., Land	Wilson S. Pam, Dibble L. Suzanne, (1993), USA
Fragestellung/Ziel-setzung/ Hypothese und Design	*Zielsetzung:* Ziel dieser Studie war es, das Wissen und die Einstellung von Pflegefachpersonen über die Sexualität von querschnittgelähmten Patientinnen und Patienten zu erfahren. *Hypothese:* Pflegefachpersonen sind in einer einzigartigen Situation. Sie können querschnittgelähmte Patientinnen und Patienten über deren Sexualität schulen und beraten, gleichzeitig können sie sie aber auch dabei unterstützen. Pflegefachpersonen denken, es ist nicht ihre Aufgabe mit den querschnittgelähmten Patientinnen und Patienten über Sexualität zu reden und sie dazu zu schulen und zu beraten. *Design:* Es wurde eine Querschnittserhebung Studie durchgeführt.
Setting und Sample	*Sample:* Es wurden 200 Pflegefachpersonen (registred nurse) via Mail angefragt, die mit querschnittgelähmten Patientinnen und Patienten arbeiteten oder mindestens 5 Jahre lang mit ihnen gearbeitet hatten. Die Rücklaufquote war 49% (n=98). An dieser Umfrage waren 94.9% Pflegefachfrauen und 5.1% Pflegefachmänner beteiligt. Das Durchschnittsalter der Teilnehmerinnen und Teilnehmer betrug zum Zeitpunkt der Befragung 42.0 Jahre.
Intervention und/oder verwendete Instrumente	*Instrument:* Es wurde ein SKAT Fragebogen mit 149 Fragen verwendet.
Wichtigste Ergebnisse mit Kennzahlen	16% schätzten sich als sehr, 70.4% als mässig und 13.3% als sehr wenig religiös ein. 34.7% hatten einen Bachelor of Science in Nursing und 22.5% einen Master of Science in Nursing. Der Rest hatte ein Diplom (19.4%), einen Associate's degree (20.4%) oder einen PhD (3.1%). Pflegefachpersonen, die über ein höheres Fachwissen über Sexualität verfügten, hatten eine liberalere Einstellung gegenüber der Sexualität ($p < 0.01$). Pflegefachpersonen die eine Weiterbildung zu Sexualität gemacht hatten, zeigten ein höheres Wissen zu Sexualität und die Bereitschaft, mit Querschnittgelähmten darüber zu reden ($p < 0.5$). Ältere Pflegefachpersonen, die sich als konservativ und religiös einschätzten, zeigten auch weniger Bereitschaft über Sexualität zu reden ($p < 0.5$). Pflegefachpersonen, die sich als sehr religiös einschätzten, zeigten eine sehr geringe Bereitschaft mit Querschnittgelähmten über Sexualität zu reden ($p < 0.05$).
Stärken / Schwächen Evidenzlevel2	*Stärken:* Grosses Sample. Gute Darstellung von Tabellen in der Studie. Diese Studie wurde von einer externen Stelle geprüft, bevor sie durchgeführt wurde. Die Pflegefachpersonen nahmen anonym teil. *Schwächen:* Es ist nicht ersichtlich, ob diese externe Stelle, welche die Studie überprüfte, eine Ethikkommission war. *Evidenzlevel:* 5

Tabelle 7: Sexuality and Spinal Cord Injury (Ricciardi, Szabo & Poullos, 2007)

Autoren, Jg., Land	Ricciardi Richard, Szabo M. Christina und Poullos Y. Amy, (2007), USA
Fragestellung/Ziel-setzung/ Hypothese **und Design**	*Zielsetzung:* Welche Interventionen Pflegefachpersonen in der Betreuung von querschnittgelähmten Patientinnen und Patienten zum Thema Sexualität übernehmen können. *Design:* Review
Setting und Sample	*Sample:* Die Autorinnen und Autoren haben zusammen einen Review und Expertenbericht darüber erstellt, welche Aufgaben Pflegefachpersonen in der Betreuung von querschnittgelähmten Patientinnen und Patienten übernehmen können.
Intervention und/oder verwendete Instrumente	*Intervention:* Es fand keine Intervention statt. *Instrument:* Es wurden keine Instrumente verwendet, da es ein Review und Expertenbericht ist.
Wichtigste Ergebnisse mit Kennzahlen	Pflegefachpersonen sind in einer ausserordentlich wichtigen Position und kennen die querschnittgelähmten Patientinnen und Patienten am besten, da sie am meisten Kontakt mit ihnen haben. Pflegefachpersonen sollen Patientinnen und Patienten schulen und beraten und sie ermutigen, über die Sexualität zu reden. Pflegefachpersonen sollen eine offene Kommunikation einhalten. Sie sollten die Angehörigen mit berücksichtigen und auch schulen und beraten. Die Autorinnen und der Autor haben eine Tabelle erstellt, in welchen Feldern Pflegefachpersonen speziell über Sexualität und Sex schulen und beraten können: *Erektion:* Über pharmakologische Möglichkeiten und Hilfsmittel, die auf dem Markt sind, aufklären. Ejakulation: Über übliche Methoden aufklären. *Männliche Fruchtbarkeit:* Über die Spermenbanken informieren, in der Akutphase und in der Postakutphase, falls eine Vaterschaft in Frage kommt. *Weibliche Erregung:* Informationen über taktile Stimulationen abgeben. Gesprächsbereitschaft signalisieren. *Weibliche Fruchtbarkeit:* Fehlvorstellungen und Schwangerschaft ansprechen. Veränderungen von Schwangerschaft beachten. Verhütungsmethoden besprechen. *Sexuelle Selbstbestimmung:* Kreativität fördern bezüglich Sex-Positionen, Sex-Toys. Probleme wie Stuhl- und Harninkontinenz oder Spastik ansprechen.
Stärken / Schwächen Evidenzlevel2	*Stärken:* Sehr umfassendes Dokument, welche sehr spezifisch auf die Sexualität und den Sex von querschnittgelähmten Patientinnen und Patienten eingeht. Die Autorinnen und der Autor beschäftigen sich bereits sehr lange mit der Thematik. Die Glaubwürdigkeit ist gegeben. *Schwächen:* Ethische Aspekte werden in diesem Review und Expertenbericht zu wenig beachtet. *Evidenzlevel:* 3

Tabelle 8: Nursing Attitudes About Sexuality Needs of Spinal Cord Injury Patients (Girts, 1990)

Autoren, Jg., Land	Girts Christine, (1990), USA
Fragestellung/Ziel-setzung/ Hypothese und Design	*Zielsetzung:* Das Ziel dieser Studie war es, die Einstellung zu Sexualität von Pflegefachpersonen in einer Rehablilitation und einem Akutspital zu ermitteln. Design: deskriptive qualitative Studie
Setting und Sample	*Sample:* Es wurden 72 Pflegefachpersonen (Registerd Nurse) befragt. 46 Pflegefachpersonen arbeiteten verteilt auf zwei Stationen mit querschnittgelähmten Patientinnen und Patienten. 26 Pflegefachpersonen arbeiteten verteilt auf zwei Akutstationen.
Intervention und/oder verwendete Instrumente	*Instrument:* Ein selbst erstellter Fragebogen mit 25 Fragen wurde abgegeben. Verwendet wurden 40 Fragebögen, die komplett ausgefüllt worden waren. 20 Fragebögen von den Aktutstationen und 20 von den Rehabilitationsstationen.
Wichtigste Ergebnisse mit Kennzahlen	65% der Pflegefachpersonen von den Akutstationen und 60% der Pflegefachpersonen auf den Rehabilitationsstationen sind der Ansicht, dass Pflegefachpersonen querschnittgelähmte Patientinnen und Patienten über Sexualität schulen und beraten sollten. 95% aller befragten Pflegefachpersonen sollten sich ihrer Meinung nach mehr Wissen zu Sexualität aneignen und ihre Einstellung reflektieren. 67% der Pflegefachpersonen im Akkutsetting sind der Meinung, dass Sexualität bei querschnittgelähmten Patientinnen und Patientenerst in der Rehabilitation angesprochen werden sollte. 90% der Pflegenden auf der Abteilung für Rehabilitation sind der gleichen Meinung. 65% der Pflegefachpersonen von der Akutstation geben an, dass Religion ein wichtiger Grund dafür ist, warum sie nicht mit querschnittgelähmten Patientinnen und Patienten über Sexualität reden. Bei den Pflegefachpersonen auf den Stationen der Rehabilitation sind es 35%. Fast 100% aller Pflegefachpersonen sind der Meinung, dass Angehörige sowie Partnerinnen und Partner bei der Schulung und Beratung von querschnittgelähmten Patientinnen und Patienten einbezogen werden sollten.
Stärken / Schwächen Evidenzlevel2	*Stärken:* Ziel wurde klar erreicht. Das Sample ist genügend gross, um sich ein Bild zu machen. *Schwächen:* Die Validität und Reliabilität des Fragebogens sind nicht gegeben. Es sind keine Tabellen vorhanden. Ob eine externe Stelle oder Ethikkommission hinzugezogen wurde, ist in der Studie nicht ersichtlich. Themen und Fragen, die im Fragebogen verwendet wurden, sind nicht ersichtlich. *Evidenzlevel:* 6

Tabelle 9: Sexuality and Spinal Cord Injury: A Road Map for Nurses (McBride & Rines, 2000)

Autoren, Jg., Land	McBride E. Kathryn, Rines Barbara, (2000), Kanada
Fragestellung/Ziel-setzung/ Hypothese und Design	*Zielsetzung:* Das Ziel dieses Artikel ist es, darzustellen, wie Pflegefachpersonen bei der Betreuung von querschnittgelähmten Patientinnen und Patienten über die Sexualität reden und diese schulen und beraten können. *Design:* Expertenbericht
Setting und Sample	Dieser Expertenbericht wurde vom Sexual Health Rehabilitation Service am GF Hospital Vancouver erstellt.
Intervention und/oder verwendete Instrumente	*Intervention:* Es fang keine Intervention statt, da es ein Expertenbericht ist. *Instrument:* Es wurde kein Instrument verwendet.
Wichtigste Ergebnisse mit Kennzahlen	The Wheel of Sexuality beinhaltet folgende Merkmale: Kommunikation, Geschlecht, Gesellschaft, Körperlicher Zustand, Körperbild, Persönlichkeit, Werte und Selbstbild. Es wird folgendes Vorgehen nach dem PLISSIT Modell empfohlen: *Permission:* Der 1. Schritt ist, dass Pflegefachpersonen querschnittgelähmte Patientinnen und Patienten die Bereitschaft zum Gespräch zeigen. Sie sollten den Patientinnen und Patienten klar sagen, dass es natürlich ist, dass sie Fragen und Unsicherheiten bezüglich der Sexualität haben. *Limited Information:* Im 2. Schritt sollten die Pflegefachpersonen querschnittgelähmte Patientinnen und Patienten auffordern, ihnen Ängste, Sorgen, Befürchtungen, Unklarheiten und Fragen mitzuteilen. Die Pflegefachpersonen sollten Mythen aus dem Weg räumen. *Specific Suggestions:* Im 3. Schritt kann die Pflegefachperson querschnittgelähmte Patientinnen und Patienten konkrete Hilfestellungen geben. Dies kann z. B. sein, wie querschnittgelähmte Patientinnen und Patienten während dem Sex die Spastik vermindern können. *Intensive Therapie:* Im 4. und letzten Schritt können sehr erfahrene Pflegefachpersonen und solche, die eine Weiterbildung zu Sexualität besucht haben, Patientinnen und Patienten intensiv therapieren. Pflegefachpersonen sollten hier jedoch ihre eigenen Grenzen erkennen und querschnittgelähmte Patientinnen und Patienten an andere Disziplinen verweisen. Die Autorinnen verweisen weiter auf folgende Punkte: *Strategien über Sex zu reden:* Pflegefachpersonen müssen Patientinnen und Patienten Intimität gewähren und Privaträume schaffen. *Bereitschaft leben:* Pflegefachpersonen können querschnittgelähmten Patientinnen und Patienten direkt Fragen zur Sexualität stellen, d. h. nicht nur die Bereitschaft zeigen, sondern aktiv danach fragen. *Vom Groben zum Feinen:* Pflegefachpersonen sollten das Gespräch mit allgemeinen Fragen eröffnen und erst im weiteren Gesprächsverlauf spezifische Fragen stellen. *Offenheit und Ehrlichkeit:* Pflegefachpersonen sollten im Gespräch mit querschnittgelähmten Patientinnen und Patienten ehrlich sein. Auf die Frage beispielsweise, ob eine Querschnittgelähmte Patientin oder ein Querschnittgelähmter Patient wieder Sex haben kann, könnte die Pflegefachperson mit einem Ja antworten, aber zugleich darauf hinweisen, dass es nicht der gleiche Sex wie vor der Querschnittlähmung sein wird. *The Three-Step Method:* *1. Schritt:* Sagen: Viele Leute mit denen ich geredet habe, haben Fragen oder Befürchtungen zur eigenen Sexualität. *2. Schritt:* Fragen: Haben sie darüber auch schon nachgedacht?

	3. Schritt: Fragen: Wollen sie mit mir oder jemand anderem jetzt oder später darüber reden?
Stärken / Schwächen Evidenzlevel2	*Stärken:* Ein sehr gutes Dokument, welches klar und deutlich geschrieben ist. Abbildungen sind klar und logisch. *Schwächen:* Es ist unklar, welchen Hintergrund die Expertinnen haben. *Evidenzlevel:* 7

Tabelle 10: Humanistic Aspects of Sexuality as Related to Spinal Cord Injury (Chicano, 1989)

Autoren, Jg., Land	Chicano A. Lois, (1989), USA
Fragestellung/Ziel-setzung/ Hypothese und Design	*Zielsetzung:* Die Autorin versucht in ihrem Artikel zu erklären, wie wichtig die Sexualität bei querschnittgelähmten Patientinnen und Patienten ist und welche Verantwortungen und Aufgabenfelder Pflegefachpersonen haben. *Design:* Expertenbericht
Setting und Sample	Kein Setting oder Sample erwähnt.
Intervention und/oder verwendete Instrumente	*Intervention:* Es fand keine Intervention statt. *Instrument:* Es wurde kein Instrument verwendet.
Wichtigste Ergebnisse mit Kennzahlen	Es gibt ein 4-Level-Modell, wie mit Sexualität und Querschnittlähmung umgegangen werden kann und welchen Einfluss sie auf die Pflegefachperson haben. *1. Level:* Lebenserfahrung. Pflegefachpersonen mit einer umfangreichen Lebenserfahrung gehen mit Sexualität besser um. Aufgrund ihrer Lebenserfahrung und Erfahrungen durch die Betreuung vieler Patientinnen und Patienten sind sie in der Lage vielschichtig zu denken. *2. Level:* Dieses Level ist durch Fachwissen, Haltungen, Ängste gekennzeichnet. *3. Level:* In dieser Phase planen, führen und evaluieren Pflegefachpersonen den Prozess von querschnittgelähmte Patientinnen und Patienten bezüglich deren Sexualität. *4. Level:* In dieser Phase soll sich die Pflegefachperson ihrer Grenzen bewusst sein und andere Disziplinen hinzuziehen. Die Autorin hat Prinzipien entwickelt, die für die sexuelle Edukation wichtig sind: 1. Menschliche Sexualität sollte in jedem Alter und allen Stufen vermittelt werden. 2. Die didaktische Edukation sollte Raum für Diskussionen, Werte und Vorstellungen haben. 3. Sexualität ist normal und natürlich. 4. Über Sexualität sollte in Schulen, Spitälern, öffentlichen Ämtern und Kirchen informiert werden. 5. Die eigene Sexualität sollte verstanden werden. 6. Mit offenen Einstellungen und Werten kann Sexualität in den Alltag integriert werden. Pflegefachpersonen sollten sich speziell in dieser Thematik ihrer Rolle bewusst sein und ihre Grenzen erkennen. Pflegefachpersonen sind keine Sexualtherapeutinnen oder Sexualtherapeuten.
Stärken / Schwächen Evidenzlevel2	*Stärken:* Ein umfangreiches Dokument, welches kulturelle und ethische Aspekte berücksichtigt. *Schwächen:* Die Literaturangaben sind schwer zu finden. Die Literatur ist zum Teil nicht zugänglich. *Evidenzlevel:* 7

Tabelle 11: Appraising the Need for Altered Sexuality Information (White, 1986)

Autoren, Jg., Land	White J. Evelyn, (1986), USA
Fragestellung/Ziel-setzung/ Hypothese und Design	*Fragestellung:* Welche verbalen und nicht verbalen Zeichen im Zusammenhang mit der veränderten Sexualität können bei querschnittgelähmten Männern beobachtet werden? *Zielsetzung:* Das Ziel dieser Studie war, verbale und nicht verbale Zeichen bei querschnittgelähmten Männern zu erkennen, wenn es um das Lernen der veränderten Sexualität geht. *Design:* Explorative Studie
Setting und Sample	*Sample:* Kriterien für eine Teilnahme an dieser Studie waren: Die Pflegefachpersonen mussten als registred Nurse eine Lizenz haben, sie mussten einen festen Arbeitsplatz in einer Rehabilitationsklinik haben und noch für 6 weitere Monate in einer solchen Klinik tätig sein. *Setting:* 29 Pflegefachfrauen und 2 Männer (n = 31) *Alter:* 20 – über 40. *Abschluss:* 12 Diplom, 10 *associate*, 8 Bachelor of Science in Nursing und 1 Master of Science in Nursing. Die Pflegefachpersonen arbeiteten in einer von drei Rehabilitationskliniken im Südosten der USA.
Intervention und/oder verwendete Instrumente	*Instrument:* Ein Befragungsinstrument wurde von drei Dr. Psychologen entwickelt. Dieser wurde nach einem Pre-Test überarbeitet.
Wichtigste Ergebnisse mit Kennzahlen	*Verbale Zeichen:* 77% der Pflegefachpersonen beobachteten, dass querschnittgelähmte Patienten Aussagen machen wie: „Meine Frau wird so etwas nicht verstehen" oder „Ich werde nie heiraten, wenn ich querschnittgelähmt bin". 71% bemerkten Sprüche und Redewendungen wie „Hey Baby". 61% hörten Fragen wie „Werde ich jemals Sex haben?" 58% der Pflegefachpersonen hörten sexuelle Witze, welche querschnittgelähmte Patienten machten. *Nicht Verbale Zeichen:* 74% der Pflegefachpersonen beobachteten, dass die querschnittgelähmten Patienten ihre Gesichtszüge deutlich veränderten, wenn es um Sexualität ging. 71% der Pflegefachpersonen beobachteten Pfeifen. 71% gaben an, dass querschnittgelähmte Patienten tätschelten, zum Teil auch an den Pflegefachpersonen. *Empfehlungen für Pflegefachpersonen, sie sollen:* Eine vertrauensvolle Beziehung zu den querschnittgelähmten Patienten und deren Partnerin oder Partner aufbauen. Den querschnittgelähmten Patienten in seinem Geschlecht / seiner Sexualität stärken. Die Sexualität stärken, unter anderem, indem ein optimales Blasen-, Darm- und Hygienemanagement durchgeführt wird. Versuchen, das Körperbild des querschnittgelähmten Patienten zu stärken. Versuchen, die Rollen in einer Partnerschaft zu klären und Ressourcen herausfinden.
Stärken / Schwächen Evidenzlevel2	*Stärken:* Übersichtliche Tabellen. Es wurde ein eigenes Instrument entwickelt. *Schwächen:* Es ist unklar, wie lange gemessen wurde. Es ist nicht ersichtlich, ob eine Ethikkommission hinzugezogen wurde. *Evidenzlevel:* 5

Tabelle 12: Human Sexuality and Spinal Cord Injury (Weinberg, 1982)

Autoren, Jg., Land	Weinberg S. Janie, (1982), USA
Fragestellung/Ziel-setzung/ Hypothese und Design	*Zielsetzung:* Ein Expertenbericht, der alle wichtigen Aspekte der Rehabilitation von querschnittgelähmten Patientinnen und Patienten zeigt, vor allem aber die Sexualität und welche Rolle die Pflegefachperson dabei übernehmen kann. *Design:* Expertenbericht
Setting und Sample	*Setting:* Die stationäre Betreuung von querschnittgelähmte Patientinnen und Patienten. *Sample:* Kein Sample vorhanden.
Intervention und/oder verwendete Instrumente	*Intervention:* Es fand keine Intervention statt. *Instrument:* Es wurde kein Instrument eingesetzt.
Wichtigste Ergebnisse mit Kennzahlen	Pflegefachpersonen sollen den querschnittgelähmten Patientinnen und Patienten deutlich machen, dass sie eine Sexualität haben und diese ausleben dürfen. Pflegefachpersonen sollen querschnittgelähmten Patientinnen und Patienten Informationen und Materialien zum Thema Sexualität bereitstellen, damit diese ihre Sexualität ausleben können. *Selbstwertgefühl und Körperbild:* Querschnittgelähmte Patientinnen und Patienten haben in der Rehabilitation oft ein niedrigeres Selbstwertgefühl und ein negativ verändertes Körperbild. Pflegefachpersonen sollen querschnittgelähmten Patientinnen und Patienten hier unterstützen und Ressourcen von Betroffenen aufzeigen, sie sollen Selbstwertgefühl und Körperbild im Zusammenhang mit Sexualität besprechen. Selbsthilfegruppen sind in dieser Phase empfehlenswert. *Geschlechterrollen:* Pflegefachpersonen sollten Betroffenen körperlich untersuchen und später noch in der Rehabilitation eine sexuelle Edukation betreiben. Pflegefachpersonen sollen die Ergebnisse mit querschnittgelähmten Patientinnen und Patienten besprechen und aufzeigen, wo Hindernisse im Ausleben der Sexualität sein können. *Sexuelles Experimentieren:* Pflegefachpersonen sollen querschnittgelähmte Patientinnen und Patienten im Experimentieren mit sexuellen Erfahrungen unterstützen. Wenn eine Partnerin oder ein Partner vorhanden ist, sollte diese oder dieser zwingend einbezogen werden.
Stärken / Schwächen Evidenzlevel2	*Stärken:* Ein sehr umfassender Expertenbericht, welcher klar auf die Bedürfnisse von querschnittgelähmten Patientinnen und Patienten und die Rolle der Pflegefachpersonen eingeht. *Schwächen:* Psychologische und ethische Aspekte werden zu wenig berücksichtigt. Es ist unklar, in welchem Zusammenhang dieser Expertenbericht zustande gekommen ist. *Evidenzlevel:* 7

Tabelle 13: Sexual Counseling Standards for the Spinal Cored-Injured (Spica, 1989)

Autoren, Jg., Land	Spica M. Mary (1989), USA
Fragestellung/Ziel-setzung/ Hypothese und Design	*Zielsetzung:* Die Autorin hat einen Standard entwickelt, welche Aufgaben Pflegefachpersonen bei der Betreuung von querschnittgelähmten Menschen in einer Rehabilitation zum Thema Sexualität haben können. *Design:* Expertenbericht / Standard
Setting und Sample	*Setting:* Die Betreuung querschnittgelähmter Personen im rehabilitativen Setting. *Sample:* Querschnittgelähmte Erwachsene, welche ihre Querschnittlähmung aufgrund eines Unfalls erlitten.
Intervention und/oder verwendete Instrumente	*Intervention:* Es fand keine Intervention statt. *Instrument:* Es wurde kein Instrument eingesetzt.
Wichtigste Ergebnisse mit Kennzahlen	Die Autorin empfiehlt Pflegefachpersonen bei der Betreuung von querschnittgelähmten Patientinnen und Patienten zum Thema Sexualität ein Vorgehen nach dem PLISSIT Modell: *Permission:* In dieser Phase sollten Pflegefachpersonen den Patientinnen und Patienten erklären, dass sie normal sind, auch wenn sie jetzt querschnittgelähmt sind. Querschnittgelähmte Patientinnen und Patienten sollten weiterhin das machen, was sie vor dem Unfall bezüglich Sexualität gemacht haben. Pflegefachpersonen sind in dieser Phase von grosser Bedeutung, da sie den Patientinnen und Patienten erklären können und so Mythen und Tabus abbauen bzw. nicht entstehen lassen. *Limited Information:* Pflegefachpersonen sollten konkrete Informationen geben. Sie sollen hier eine Verhaltensänderung zeigen, damit sich die Patientinnen und Patienten auf ihre neue Situation hinsichtlich der Sexualität einlassen können. *Specific Suggestions:* Die Verhaltensänderung, welche die Betroffenen durchmachen, soll von den Pflegefachpersonen konkret unterstützt werden. Ausserdem sollen Pflegefachpersonen den Betroffenen in konkreten Situationen bezüglich seiner Sexualität unterstützen, z. B. helfen, ein Zimmer zu bekommen, Intimität gewährleisten, sexuelle Spielzeuge zeigen. *Intensive Therapy:* In dieser Phase können vor allem sehr erfahrene Pflegefachpersonen die Patientinnen und Patienten therapieren. Hier muss eine Pflegefachperson allerdings ihre Grenzen und Kompetenzen erkennen und wenn nötig den Betroffenen an andere Disziplinen weitergeben. Die Autorin verweist noch auf folgende Punkte: *Bezugspersonenpflege:* Pflegefachpersonen sollen ihre Rolle als Bezugsperson wahrnehmen und querschnittgelähmte Patientinnen und Patienten zu Sexualität schulen und beraten. Dies im Sinne der ganzheitlichen Pflege. *Schulen und Beraten:* Pflegefachpersonen sollen die Betroffenen und deren Angehörige zum Thema Sexualität beraten, informieren und gezielt anleiten. Des Weiteren sollen sie den Betroffenen den Zugang zu Büchern, Filmen und Sex-Spielzeugen ermöglichen bzw. diese für die Betroffenen besorgen, falls diese selbst nicht dazu in der Lage sind.
Stärken / Schwächen Evidenzlevel2	*Stärken:* Ein umfangreicher Standard, der nebst den Rollen und Aufgaben von Pflegefachpersonen auch beschreibt, wie Kliniken, Stationen und Pflegefachpersonen zu diesen Rollen und Aufgaben kommen können. Die Autorin ist in mehreren Artikeln zu diesem Thema zu finden. Diesen Expertenbericht wertet der Autor als sehr glaubwürdig. *Schwächen:* Psychologische Aspekte kommen zu wenig zur Geltung. Auch die Angehörigen werden zu wenig berücksichtigt. Ethische Aspekte werden nicht beschrieben. Das Recht auf Sexualität wird nicht explizit erwähnt. *Evidenzlevel:* 7

Tabelle 14: Female Sexuality and Spinal Cord Injury (Mendius, 1989)

Autoren, Jg., Land	Mendius A. Ruth, (1989), USA
Fragestellung/Zielsetzung/ Hypothese und Design	*Zielsetzung:* Dieser Expertenbericht beschreibt die weibliche Sexualität nach einer Querschnittlähmung in einer heterosexuellen Beziehung. *Design:* Expertenbericht
Setting und Sample	*Setting:* Es wird über querschnittgelähmte Frauen berichtet, die aufgrund eines Unfalls eine Querschnittlähmung erlitten haben. *Sample:* Querschnittgelähmte Frauen in einer Rehabilitationsklinik.
Intervention und/oder verwendete Instrumente	*Intervention:* Es fand keine Intervention statt. *Instrument:* Es wurde kein Instrument verwendet.
Wichtigste Ergebnisse mit Kennzahlen	Die Autorin nennt als die wichtigste Aufgabe von Pflegefachpersonen Beratung und Edukation. Sie verweist auf das PLISSIT Modell: *Permission:* Pflegefachpersonen sollen in dieser Phase gut zuhören. Sie sollen die Tür zum Thema Sexualität nach einer Querschnittlähmung öffnen, indem sie versuchen, ohne Vorurteile offen darüber zu reden. *Limited Information:* In dieser Phase sollen Pflegefachpersonen den querschnittgelähmten Patientinnen aufzeigen, welchen Einfluss die Querschnittlähmung auf ihre Sexualität, auf ihr Körperbild und ihr Selbstwertgefühl haben kann. *Specific Suggestions:* In dieser Phase sollen Pflegefachpersonen die querschnittgelähmten Frauen und deren Männer beraten. Sie sollen spezifische Fragen der betroffenen Frauen beantworten. Sie sollen ihnen Möglichkeiten aufzeigen, wie sie die Sexualität leben können und wo Schwierigkeiten zu erwarten sind. *Intensive Therapy:* In dieser Phase sollen Pflegefachpersonen ihre Grenzen erkennen und die betroffenen Frauen an andere Disziplinen weiterleiten. Weitere Aufgaben, welche Pflegefachpersonen übernehmen können, um die Sexualität der betroffenen Frauen verstärken können, sind: - Pflegefachpersonen sollen eine vertrauensvolle Beziehung im Dreieck von Patientinnen, deren Partnern und der Pflege schaffen. - Pflegefachpersonen sollen die Weiblichkeit der Frauen nach einer Querschnittlähmung stärken. - Pflegefachpersonen sollen querschnittgelähmte Frauen dabei anweisen, wie sie mit Problemen von Stuhl- und Urininkontinez und Spastiken beim Ausleben der Sexualität umgehen können. - Die Kommunikation bezüglich Querschnittlähmung und Sexualität soll mit Hilfe von Pflegefachpersonen verstärkt werden. - Das Körperbild nach einer Querschnittlähmung soll gestärkt werden. Hier können und sollen andere Disziplinen mitwirken. - Die sexuelle Beziehung zum Mann soll verstärkt werden. Pflegefachpersonen sollen die Partner aktiv in den Prozess integrieren.
Stärken / Schwächen Evidenzlevel2	*Stärken:* Ein sehr umfangreiches Dokument, das speziell auf die Bedürfnisse der Frauen eingeht. Auch den Partnern der Frauen wird Beachtung geschenkt. *Schwächen:* Es ist unklar, warum der Fokus nur auf heterosexuelle Frauen ausgerichtet ist. *Evidenzlevel:* 7

5 SYNTHESE

Die Ergebnisse der Studien und Expertenberichte sowie des Reviews werden in den folgenden zwei Unterkapiteln thematisch gegliedert dargestellt.

5.1 Schulen und Beraten

Als zentrale Aufgabe von Pflegefachpersonen bei der Rehabilitation nach einer Querschnittlähmung im Bereich der Sexualität betrachtet der Autor das Schulen und Beraten der Patientinnen und Patienten. Dieser Aufgabenbereich wird in mehreren Studien und Expertenberichten, die im Rahmen dieser Bachelor Thesis rezipiert wurden, benannt.

Hearson, Hart, Gordon und Rintala (1999), Lysberg und Severinsson (2003), Ricciardi, Szabo und Poullos (2007), Girts (1990), McBride und Rines (2000), White (1986), Weinberg (1982), Spica (1989) und Mendius (1989) kommen zu dem Schluss, dass es die zentrale Aufgabe von Pflegefachpersonen ist, die querschnittgelähmten Patientinnen und Patienten zum Thema Sexualität zu schulen und zu beraten.

Das PLISSIT Modell für die Schulung und Beratung (*P*ermission, *L*imited *I*nformation, *S*pecific *S*uggestions, *I*ntensive *T*herapy) kommt in fünf von sieben für die vorliegende Arbeit verwendeten Expertenberichten vor.

Die Expertenberichte von Hearson, Hart, Gordon und Rintala (1999), Hodge (1995), McBride und Rines (2000), Spica (1989) und Mendius (1989) nennen das PLISSIT Modell als eine zentrale Methode, mit der Pflegefachpersonen querschnittgelähmte Patientinnen und Patienten am besten schulen, beraten, informieren und anleiten können. Die Beschreibungen des Vorgehens in den einzelnen Phasen des Modells weichen zum Teil leicht voneinander ab. Im Folgenden werden die Darstellungen zu den einzelnen Phasen zusammenfassend beschrieben.

Permission:

In erster Linie sollen die Pflegefachpersonen den querschnittgelähmten Patientinnen und Patienten ihre Bereitschaft signalisieren, mit ihnen über das Thema der Sexualität zu sprechen. Falls die Patientin oder der Patient es nicht selbst anspricht, sollen sie das Gespräch über Sexualität eröffnen. Die Pflegefachpersonen sollen sich ohne Vorurteile auf diese Gespräche einlassen. Das Thema sollte ehrlich und offen besprochen werden. Wichtig ist einerseits, dass das Thema der Sexualität nach einer Querschnittlähmung überhaupt von jemandem angesprochen wird und dass anderseits Mythen und falsche Vorstellungen möglichst früh abgebaut werden.

Pflegefachpersonen spielen in dieser Phase eine zentrale Rolle, denn sie sind die Berufsgruppe, welche am meisten Zeit mit den Patientinnen und Patienten verbringt. Eine gute Beziehung ist die entscheidende Voraussetzung für die Bereitschaft von querschnittgelähmten Patientinnen und Patienten, über ihre Sexualität zu reden und Fragen zu stellen. Vor allem in der Erstrehabilitation trauen sich viele Patientinnen und Patienten nicht, das Thema Sexualität anzusprechen, da sie die Regulierung anderer Körperfunktionen wie z. B der Darm- oder Blasenfunktion für wichtiger erachten. Patienten und Patienten denken, dass das Pflegefachpersonal der Auffassung ist, dass Fragen zur Sexualität in der Rehabilitation unangemessen sind. Patientinnen und Patienten sind der Ansicht, dass das Fachpersonal, allen voran die Pflege, das Thema zum geeigneten Zeitpunkt ansprechen sollten. Wesentlich ist jedoch auch, dass Pflegefachpersonen sich selbst gegenüber ehrlich sind und Grenzen ziehen, wenn sie merken, dass sie nicht in der Lage sind, offen und vorurteilsfrei über das Thema zu reden. Sie sollen Patientinnen und Patienten darauf aufmerksam machen und sie darüber informieren, dass es andere Pflegefachpersonen gibt, welche mit ihnen über die Sexualität reden können.

Limited Information:

Hier geht es um Information und Aufklärung. Die Pflegefachpersonen sollen den querschnittgelähmten Patientinnen und Patienten über querschnittspezifische Themen Aufklärung bieten. Nebst den anderen wichtigen Themen sollen sie über die Auswirkungen einer Querschnittlähmung auf die Sexualität informieren. Pflegefachpersonen sind gefordert, den richtigen Zeitpunkt zu finden, wenn eine Patientin oder ein Patient dazu bereit ist. Nebst dem Informieren und Aufklären sollen Pflegefachpersonen auch zuhören können. Fragen, Ängste, Befürchtungen und Unklarheiten sollen nicht schöngeredet, sondern ehrlich und offen thematisiert werden. Es ist nicht möglich, dass Pflegefachpersonen auf alle Fragen und Bedenken eine Antwort haben. Sie sollen auch den Mut haben, ehrlich zu sein und Patientinnen und Patienten zu sagen, dass sie auf gewisse Fragen keine Antworten haben. Die Pflegefachpersonen sollen gegen Ende dieser Phase querschnittgelähmte Patientinnen und Patienten darauf aufmerksam machen, dass eine Verhaltensänderung bezüglich der Sexualität stattfinden wird und ihnen Mut machen, sich auf neue Wege einzulassen.

Specific Suggestions:

In dieser Phase, wo eine Verhaltensänderung nahe ist oder unmittelbar bevorsteht, ist die Kreativität von Pflegefachpersonen gefragt. Sie sollen ihre Phantasie und ihre

Erfahrungen zum Zuge kommen lassen. Dies kann beinhalten, dass Pflegefachpersonen querschnittgelähmten Patientinnen und Patienten Ratschläge zu Sex-Positionen geben. Des Weiteren sind Pflegefachpersonen gefordert, den Patientinnen und Patienten Sex-Spielzeuge zu zeigen und ihnen auch zu zeigen, wie diese funktionieren, falls die Patientinnen und Patienten selbst nicht in der Lage sind diese zu bedienen. Damit Patientinnen und Patienten ihre Phantasien ausprobieren und ausleben können, sind Pflegefachpersonen gefordert, ihnen Raum und Zeit zu geben. Die Pflegefachpersonen sollen die Intimität der Betroffenen gewährleisten können. Falls Patientinnen und Patienten ihre sexuellen Erfahrungen nicht auf der Station machen können, sollen Pflegefachpersonen den Patientinnen und Patienten behilflich sein, Räume zu finden, wo sie sich sicher und ungestört fühlen. Die Angehörigen der Betroffenen sollen stark in diesen Prozess miteinbezogen werden. Zu diesem Schluss kommt vor allem Mendius (1989) in ihrem Expertenbericht. Sie erwähnt explizit, dass Angehörige in diesen Prozess integriert sein müssen. Dies ist wichtig, da auch Angehörige, sei es eine Partnerin oder ein Partner Ängste, Bedenken und Fragen haben, die sie sich zum Teil nicht getrauen, querschnittgelähmten Patientinnen und Patienten zu stellen. Auch in der Studie von Girts (1990) werden die Angehörigen explizit erwähnt. In dieser Studie wurden 72 Pflegefachpersonen zum Thema Sexualität und Querschnittlähmung befragt. Fast 100% der befragten Pflegefachpersonen gaben an, dass die Angehörigen, also Partnerin oder Partner in die Beratungen eingeschlossen werden sollten.

Intensive Therapy:

In der 4. und letzten Phase können – falls überhaupt – sehr erfahrene Pflegefachpersonen, die eine Weiterbildung zum Thema Sexualität gemacht haben, den Patientinnen und Patienten helfen. Sie sind hier vor allem gefragt, wenn sie oder die Patientinnen und Patienten merken, dass sie nicht mit ihrer Situation zufrieden sind. Pflegefachpersonen sollen in der Lage sein, querschnittgelähmte Patientinnen und Patienten an weitere Disziplinen wie die Urologie, Gynäkologie, Psychologie oder die Sexualtherapie zu überweisen. Pflegefachpersonen sind keine Sexualtherapeutinnen und Sexualtherapeuten. Sie müssen ihre Grenzen erkennen und weiterführende Massnahmen einleiten.

Ricciardi, Szabo und Poullos (2007) gehen in ihrem Review einen Schritt weiter als das PLISSIT Modell und benennen konkrete Aufgaben, die Pflegefachpersonen bei der Schulung und Beratung querschnittgelähmter Frauen und Männer zu einzelnen Aspekten der Sexualität übernehmen können.

Erektion: Pflegefachpersonen sollen Patientinnen und Patienten über übliche pharmakologische Möglichkeiten aufklären. Auch andere Hilfsmittel sollen gezeigt werden.

Ejakulation: Der männliche Patient soll über aktuell existierende Methoden zum Erreichen einer Ejakulation informiert werden.

Männliche Fruchtbarkeit: Die Pflegefachpersonen sind hier gefordert, Patienten über Samendatenbanken zu informieren, falls eine Vaterschaft in Frage kommt.

Weibliche Erregung: Pflegefachpersonen sollen Frauen über taktile Stimulationen informieren.

Weibliche Fruchtbarkeit: Hier sollen vor allem Fehlvorstellungen über die Schwangerschaft nach einer Querschnittlähmung aus dem Wege geräumt werden. Zusätzlich sollen Pflegefachpersonen über weitere Veränderungen und Gefahren in der Schwangerschaft nach einer Querschnittlähmung informieren.

Sexuelle Selbstbestimmung: Hier ist die Kreativität von Pflegefachpersonen gefragt. Jedoch sollen auch Probleme wie Stuhl- und Urininkontinenz oder Spastiken angesprochen werden. Herson, Hart, Gordon und Rintala (1999) machen darauf aufmerksam, dass sogenannte Peer Counseler, also andere querschnittgelähmte Patientinnen und Patienten mit einbezogen werden sollten. Den Patientinnen und Patienten soll somit die Möglichkeit gegeben werden, mit anderen Betroffenen zu reden und selbst zu entscheiden, was sie bereden möchten. Pflegefachpersonen sollen hier eine vermittelnde Rolle einnehmen.

Chicano (1989) macht darauf aufmerksam, dass es nicht nur in Gesundheitsinstitutionen wichtig ist, über die Sexualität zu reden. Sie weist darauf hin, dass auch in Schulen, öffentlichen Ämtern und Kirchen über die Sexualität informiert werden sollte.

5.2 Bereitschaft über Sexualität zu reden

Beratung und Schulung, wie sie oben beschrieben werden, setzen die Bereitschaft der Pflegefachpersonen voraus, über das Thema der Sexualität zur reden. Herson, Hart, Gordon und Rintala (1999) machen darauf aufmerksam, dass ihren Erfahrungen gemäss Pflegefachpersonen nicht bereit sind, mit querschnittgelähmten Patientinnen und Patienten über die Sexualität zu reden. Zu diesem Ergebnis kommt auch White (1986). Sie stellt fest, dass 77% der Pflegefachpersonen deklarative Aussagen hörten wie „Meine Frau wird so etwas nicht verstehen“ oder „Ich werde nie heiraten, wenn ich querschnittgelähmt bin“. 61% der befragten Pflegefachpersonen wurde von

Patientinnen und Patienten die Frage gestellt, ob sie jemals Sex haben werden. White (1986) beschreibt, dass diese Pflegefachpersonen jedoch auf solche Bemerkungen und Beobachtungen nicht eingehen. Der Expertenbericht von Herson, Hart, Gordon und Rintala (1999) identifiziert Gründe, warum Pflegefachpersonen die Sexualität im klinischen Alltag nicht oder mangelhaft ansprechen. Sie kommen zu dem Schluss, dass Pflegefachpersonen das Thema vor allem deshalb nicht ansprechen, weil sie über die Sexualität querschnittgelähmter Patientinnen und Patienten kein ausreichendes Fachwissen haben. Die Studie von Girts (1990) kommt zu ähnlichen Ergebnissen. 95% der 72 in dieser Studie befragten Pflegefachpersonen sind der Meinung, dass sie ihr eigenes Fachwissen bezüglich Sexualität und Querschnittlähmung verbessern oder vertiefen sollten. Dabei macht die Autorin darauf aufmerksam, dass die eigene Einstellung zur Sexualität Einfluss darauf nimmt, inwiefern Pflegefachpersonen mit Patientinnen und Patienten über Sexualität reden.

Die Studie von Wislon und Dibble (1993) geht spezifischer auf diese Thematik ein und untersucht die Einstellung und das Wissen von Pflegefachpersonen zum Thema Sexualität nach einer Querschnittlähmung. An dieser Studie nahmen 98 (n=98) Pflegefachpersonen teil. Die Studie zeigt, dass Pflegefachpersonen, die eine Weiterbildung in Sexualität und Querschnittlähmung haben, eine liberalere Einstellung zu Sexualität haben ($p<0.05$). Ältere Pflegefachpersonen, die sich als konservativ und religiös einschätzen, zeigten primär eine geringere Bereitschaft mit querschnittgelähmten Patientinnen und Patienten über Sexualität zu reden ($p<0.5$). Pflegefachpersonen, die sich als sehr konservativ und sehr religiös einschätzen, zeigten eine noch geringere bis gar keine Bereitschaft, mit Patientinnen und Patienten zu reden ($p<0.05$).

McBride und Rines (2000) bestätigen die oben genannten Gründe. Sie entwickelten eine dreischrittige Methode, wie Pflegefachpersonen mit den Patientinnen und Patienten ein Gespräch über Sexualität führen können. Diese sogenannte Three-Step-Method beinhaltet folgende Schritte:

1. Schritt: Sagen: Viele Leute mit denen ich geredet habe, haben Fragen oder Bedenken zur eigenen Sexualität.
2. Schritt: Fragen: Haben sie darüber auch schon nachgedacht?
3. Schritt: Fragen: Wollen sie mit mir oder jemand anderem jetzt oder später darüber reden?

Mit dieser Methode soll es laut McBride und Rines (2000) den Pflegefachpersonen leichter fallen, das Thema Sexualität anzusprechen. Ob Patientinnen und Patienten schlussendlich darüber reden wollen, ist ihre Entscheidung, betonen McBride und Rines (2000). Für Patientinnen und Patienten ist es entscheidend, dass sie wissen, dass das Pflegefachpersonal ihnen Informationen geben kann.

Hearson, Hart, Gordon und Rintala (1999) beschreiben in ihrem Expertenbericht, dass querschnittgelähmte Patientinnen und Patienten zum Teil nicht bereit sind, über Sexualität zu reden. In diesem Fall empfehlen sie, den Patientinnen und Patienten Informationsmaterial zu geben, ohne ihnen ein Gespräch darüber aufzuzwingen. Chicano (1989) empfiehlt in diesem Fall, dass vor allem Pflegefachpersonen mit langer Lebens- und Berufserfahrung diese Patientinnen und Patienten betreuen. In ihrem Expertenbeicht geht sie davon aus, dass aufgrund langer Lebens- und Berufserfahrung Pflegefachpersonen vielschichtiger und offener über Sexualität denken und sprechen können.

6 DISKUSSION

Im folgenden Kapitel werden die Ergebnisse bezüglich Inhalt und Methode kritisch diskutiert. Dabei werden auch die Schwächen und Stärken der Studien, der Expertenberichte und des Reviews mitdiskutiert. Wie schon die Synthese ist die Diskussion in zwei Unterkapiteln thematisch untergliedert.

6.1 Schulen und Beraten

Die Hauptaufgaben von Pflegefachpersonen in der Betreuung von querschnittgelähmten Patientinnen und Patienten während einer Rehabilitation zum Thema Sexualität liegen beim Schulen und Beraten. Dies bestätigen vor allem Hearson, Hart, Gordon und Rintala (1999), Lysberg und Severinsson (2003), Ricciardi, Szabo und Poullos (2007), Girts (1990), McBride und Rines (2000), White (1986), Weiberg (1982), Spica (1989) und Mendius (1989). Sie nennen das PLISSIT Modell als ein geeignetes Instrument, um die Patientinnen und Patienten optimal zu schulen und zu beraten. Dieses Modell umfasst viele Aufgaben und Rollen, die Pflegefachpersonen übernehmen können. Dem Autor erscheint dieses Modell als ein Instrument, das in der Praxis gut von Pflegefachpersonen angewendet werden könnte. Das Modell versucht, viele Seiten zu berücksichtigen. Die Expertenberichte, die das PLISSIT Modell vorschlagen, kommen aus den USA. In den USA ist es üblich, dass Pflegefachpersonen, welche in einer Rehabilitationsklinik arbeiten, zusätzlich zur Grundausbildung eine zwei Jährige Weiterbildung in Rehabilitationspflege machen. In dieser Weiterbildung wird unter anderem auch Sexualität thematisiert. In der Schweiz existiert eine solche spezifische Weiterbildung zu Rehabilitationspflege nicht. Auch in der Grundausbildung wird dieser Thematik im Vergleich zur Pflege in der Inneren Medizin oder der Chirurgie relativ wenig Beachtung geschenkt.

Das PLISSIT Modell in der Schweiz eins zu eins zu übernehmen, betrachtet der Autor als sehr schwierig. Obwohl in den USA Pflegefachpersonen eine solche Weiterbildung machen müssen, beschreiben Hearson, Hart, Gordon und Rintala (1999) in ihrem Expertenbericht, dass Pflegefachpersonen zum Thema Sexualität ein mangelndes Wissen haben. Das mangelnde Wissen ist von Angst und Unsicherheit begleitet. Dieser Expertenbericht sollte jedoch kritisch betrachtet werden, da er aus dem Jahr 1999 stammt und daher kein aktuelles Bild liefert. Eine ältere Studie von Wilson S. Pam und Dibble L. Suzanne (1993) aus den USA kommen zu dem Schluss, das Pflegefachpersonen, die eine zusätzliche Weiterbildung in Sexualität gemacht haben, über ein grösseres Wissen zum Thema Querschnittlähmung und Sexualität verfügen als ihre Kolleginnen und Kollegen, die eine solche Weiterbildung nicht gemacht haben.

Aus der Studie aus den USA von Girts (1990) geht hervor, dass 95% der befragten Pflegefachpersonen der Ansicht sind, dass sie ihr Wissen zum Thema Querschnittlähmung und Sexualität verbessern sollten.

Wie im Theoretischen Bezugsrahmen beschrieben ist, ist die Postakutphase nach Osbahr und Modler (2012) die längste Phase in der Rehabilitation. Hier erlernen die querschnittgelähmten Patientinnen und Patienten wieder die Aktivitäten des täglichen Lebens. In dieser Phase sollte auch die Sexualität ein Thema sein. Pflegefachpersonen haben in dieser Phase viel Kontakt zu den Patientinnen und Patienten. In der Regel ist auch eine vertraute Beziehung zwischen den Pflegefachpersonen und den Patientinnen und Patienten entstanden. In dieser Phase scheint es dem Autor sehr sinnvoll, dass Pflegefachpersonen das PLISSIT Modell anwenden. Vor allem die erste Phase, die sogenannte Phase der Permission, scheint dem Autor wichtig zu sein. Pflegefachpersonen können in dieser Phase den Patientinnen und Patienten Gesprächsbereitschaft signalisieren und das Thema Sexualität erwähnen, damit die Patientinnen und Patienten wissen, das Sexualität angesprochen werden darf und Platz hat.

Die Urologen Burgdörfer und Kock (2005) haben ein Modell zur sexuellen Rehabilitation erstellt. Diese drei Phasen, die Burgdörfer und Kock (2005) entwickelt haben, scheinen dem Autor sehr sinnvoll und sehr gut umsetzbar zu sein. Das Modell ist im Vergleicht zu den Studien, die der Autor mittels der systematischen Literaturrecherche gefunden hat, relativ aktuell und es kommt aus Deutschland. Diese drei Phasen wären in der Schweiz und im SPZ gut umsetzbar, da es nicht etwas völlig Fremdes ist und die Bedingungen in Deutschland und in der Schweiz vergleichbar sind. Die drei Phasen der sexuellen Rehabilitation sind in diesem Modell sehr gut erfasst. Einerseits wird die Situation von Betroffenen beschrieben und anderseits wird auch die Funktion der Professionellen einbezogen. Burgdörfer und Kock (2005) beschreiben klar, welche Aufgaben und Rollen die Pflegefachpersonen haben können.

Im SPZ werden die Patientinnen und Patienten primär von den Urologen zum Thema Sexualität beraten und betreut und weniger von Pflegefachpersonen. Das Drei-Phasen-Modell hingegen sieht vor, dass vor allem am Anfang die Pflegefachpersonen geeigneter als Urologinnen und Urologen oder Ärztinnen und Ärzten sind, um dieses Thema überhaupt anzusprechen, da sie am meisten Kontakt zu den Patientinnen und Patienten haben. Dieses Model beschreibt aber auch die Grenzen, welche Pflegefachpersonen haben können und betont, dass sie diese auch erkennen und akzeptieren sollten. Für den Autor ist es allerdings fraglich, ob die Pflegefachpersonen in der Schweiz eine zusätzliche Weiterbildung machen sollten, damit diese drei Phasen optimal umgesetzt werden könnten. Wie schon erwähnt, gibt es in der Schweiz keine spezielle Weiterbildung zur rehabilitativen Pflege von querschnittgelähmten Patientinnen und Patienten. Keine der vier Rehabilitationsklinken (SPZ, Uni Balgrist, Rehab Basel, Reha Sion) in der Schweiz bietet eine solche Weiterbildung an.

In Deutschland gibt es einige Rehabilitationskliniken, die solche Weiterbildungen anbieten. Die Berufsgenossenschaftliche Unfallklinik in Murnau bietet eine einjährige Weiterbildung in Rehabilitationspflege an. Querschnittlähmung und Sexualität ist dabei einer der Schwerpunkte. Es bleibt also unklar, ob das Drei-Phasen-Modell der sexuellen Rehabilitation von Pflegefachpersonen ausgeht, die eine solche Weiterbildung gemacht haben oder nicht. Ob mit oder ohne Weiterbildung in Pflege querschnittgelähmter Personen oder in Sexualität ist der Autor der Ansicht, dass sich Pflegefachpersonen der Aufgabe stellen sollten.

Das Journal of Spinal Cord Medicine (2012) beschreibt, dass querschnittgelähmte Patientinnen und Patienten die Erwartung haben, das Pflegefachpersonen Sexualität ansprechen. Hearson, Hart, Gordon und Rintala (1999) kommen zu dem Schluss, dass Pflegefachpersonen denken, dass es nicht ihre Aufgabe ist, Patientinnen und Patienten zum Thema Sexualität zu schulen und zu beraten. Gemäss ICN (2010) umfasst die Pflege in Kooperation die Betreuung aller Altersgruppen, Familien, Gruppen und Gruppengemeinschaften, ob krank oder gesund, in allen Bereichen. Es wäre also ein Widerspruch, wenn die Pflegefachpersonen denken, dass es nicht ihre Aufgabe sei, Patientinnen und Patienten zum Thema Sexualität zu schulen und zu beraten. Wie schon im Theoretischen Bezugsrahmen erwähnt, zählt Maslow (2010) Sexualität zu den Grundbedürfnissen der Menschen. Die WHO (2013) geht einen Schritt weiter und beschreibt, dass Patientinnen und Patienten ein Recht auf Information und Edukation zum Thema Sexualität haben. Im American Journal of Public Health (2007) wird betont, dass jeder Mensch das Recht auf Sexualität hat, und klar benannt, was unter diesem Recht zu verstehen ist.

Für den Autor ist es unbestritten, dass querschnittgelähmte Patientinnen und Patienten ein Recht darauf haben, über Sexualität in ihrer speziellen Situation informiert zu werden. Zu präzisieren ist jedoch, wer genau, wann Patientinnen und Patienten darüber informiert, schult und berät.

6.2 Bereitschaft über Sexualität zu reden

Kleinevers (2004) beschreibt in ihrem Buch „Sexualität und Pflege, Bewusstmachung einer verdecken Realität", wie schon in der Einleitung erwähnt, dass die Sexualität nach wie vor ein Tabu in der Gesellschaft ist. Kleinevers sieht mehrere Gründe dafür, dass Sexualität auch in der Pflege ein Tabu ist. Unter anderem sieht sie einen Grund darin, dass die Pflege noch stark durch konservative, kirchliche und karitative Werte geprägt ist.

Wilson S. Pam und Dibble L. Suzanne (1993) aus den USA bestätigen die Aussage von Kleinevers (2005). Sie stellen fest, dass vor allem Pflegefachpersonen, die sich als konservativ und religiös bzw. sehr religiös einschätzen, eine sehr geringe Bereitschaft zeigten, mit Patientinnen und Patienten über deren Sexualität zu reden. Girts (1990) kommt zu ähnlichen Ergebnissen. In ihrer Studie sagen 65% der befragten Pflegefachpersonen aus, dass ihre Religion einen Einfluss darauf hat, warum sie mit den Patientinnen und Patienten nicht über Sexualität reden. Auch Hearson, Hart, Gordon und Rintala (1999) benennen dieses Phänomen und kommen zu der Aussage, dass die Einstellung der Pflegefachpersonen einen entscheidenden Einfluss darauf hat, wie offen sie mit Patientinnen und Patienten über die Sexualität reden.

Die Pflegefachpersonen finden sich hier in einem Dilemma. Einerseits sollen sie querschnittgelähmte Patientinnen und Patienten zu diesem Thema schulen und beraten. Andererseits fällt jedoch auf, dass Religion und Einstellungen einen wichtigen Einfluss unter anderem darauf haben, warum sie Patientinnen und Patienten nicht zu deren Sexualität ansprechen. Der Autor ist der Meinung, dass gerade die Pflegefachpersonen, welche aufgrund religiöser Einstellungen nicht über Sexualität mit den Patientinnen und Patienten reden, Patientinnen und Patienten darüber zu informieren, dass es legitim ist, über die Sexualität zu reden. Auch wenn sie nicht das nötige Fachwissen haben oder aus anderen Gründen nicht darüber reden wollen, so sollen sie die querschnittgelähmten Patientinnen und Patienten darauf aufmerksam machen, dass es Personal gibt, mit dem sie über ihre Fragen, Befürchtungen und Ängste reden können. Es müssen ja nicht zwingend diese Pflegefachpersonen die Patientinnen und Patienten schulen und beraten. Der Autor geht jedoch einen Schritt weiter und ist der Ansicht, dass die Grundphilosophie einer Institution entscheidenden Einfluss darauf hat, wie Pflegefachpersonen mit dieser Thematik umgehen. Wenn eine Institution traditionell oder konservativ geführt ist, wird es für Pflegefachpersonen schwierig, Patientinnen und Patienten zu diesem Thema zu schulen und zu beraten. Im SPZ arbeiten in der Pflege Pflegefachpersonen aus verschiedenen Nationen, die zum Teil sehr unterschiedliche kulturelle und religiöse Hintergründe haben. Dies könnte ein

Hindernis für die Betreuung von querschnittgelähmten Patientinnen und Patienten zum Thema Sexualität darstellen.

Lysberg Karen und Severinsson Elisabeth (2003) aus Norwegen untersuchten in ihrer Studie die Ansichten von Frauen über die Sexualität nach einer Querschnittlähmung. Sie beschreiben, dass bei 58% der Frauen die Wichtigkeit der Sexualität nach dem Unfall gleichgeblieben ist. Pflegefachpersonen können also davon ausgehen, dass durch einen Unfall querschnittgelähmte Patientinnen weiterhin Lust und Interesse an Sexualität haben.

Für den Fall, dass Pflegefachpersonen Mühe haben, mit Patientinnen und Patienten über Sexualität zu reden oder wenn Betroffene selbst Schwierigkeiten haben, dieses Thema anzusprechen, haben Lysberg Karen und Severinsson Elisabeth (2003) aus Norwegen eine dreischrittige Methode entwickelt. Diese Methode wurde in der Synthese erwähnt. Der Autor sieht in dieser Methode eine gute Möglichkeit, um das Ansprechen der Sexualität zu erleichtern, sodass Sexualität während einer Rehabilitation überhaupt von einer Fachdisziplin thematisiert wird. Diese Methode scheint sehr einfach und gut umsetzbar zu sein, sodass sie sehr gut auch ins Schweizer System integriert werden könnte. Als grossen Vorteil der Methode sieht der Autor, dass querschnittgelähmte Patientinnen und Patienten auf diese Weise erfahren, dass es legitim ist, dass sie Fragen und Unklarheiten über ihre Sexualität haben.

6.3 Beantwortung der Fragestellung

Der Autor sieht die Aufgaben und Rollen von Pflegefachpersonen in der Edukation. Pflegefachpersonen können querschnittgelähmte Patientinnen und Patienten zur Sexualität schulen und beraten. Des Weiteren ist es wichtig, dass die Pflegefachpersonen den Patientinnen und Patienten gegenüber eine Bereitschaft zum Gespräch über Sexualität zeigen und signalisieren, dass es legitim ist, mit ihnen über die Sexualität zu reden.

7 SCHLUSSFOLGERUNGEN

Der Autor kommt zu dem Schluss, dass Sexualität nach wie vor in den Kliniken nicht optimal angesprochen wird. Sexualität ist noch immer ein Mythos, der von vielen Fehlinformationen, Vorurteilen und mangelndem Wissen begleitet wird. Die Pflegefachpersonen sind sich nicht sicher, wie sie mit diesem Thema umgehen sollen. Die querschnittgelähmten Patientinnen und Patienten haben Hemmungen, dieses Thema anzusprechen, weil sie denken, dass das Thema in einer Rehabilitation keinen Platz hat, weil sie denken, dass es wichtigere Themen gibt. Es bleibt die Frage, wie Gesundheitsinstitutionen mit der Sexualität von querschnittgelähmten Patientinnen und Patienten umgehen. Des Weiteren muss die Pflege selbst ein Konzept entwickeln, wie sie die Patientinnen und Patienten zu dieser Thematik schulen und beraten will. In der heutigen Zeit, in der das Streben nach ganzheitlicher Pflege enorm hoch ist, wäre es ein Widerspruch, wenn Pflegefachpersonen querschnittgelähmte Patientinnen und Patienten nicht zu Sexualität schulen und beraten, sofern sie über das entsprechende Fachwissen und die nötigen Kompetenzen verfügen. Die Pflege selbst hat es sich zum Ziel gemacht, ganzheitlich zu pflegen, nicht die Gesellschaft oder Versicherungen. Wenn die Pflege also ganzheitlich sein will, so muss sie auch anstreben, Sexualität als festen Bestandteil in den Alltag zu integrieren. Es darf jedoch nicht vergessen werden, dass es, wenn Pflegefachpersonen sich mehr Fachwissen zu Sexualität aneignen und querschnittgelähmte Patientinnen und Patienten zu diesem Thema schulen und beraten, zu einer Aufgabenverschiebung zwischen der Ärzteschaft und der Pflege kommen kann. Es müsste also klar geregelt werden, wer querschnittgelähmte Patientinnen und Patienten schult und berät, damit die Patientinnen und Patienten optimal geschult und beraten sind.

Für den Autor bleiben noch viele Fragen offen. In allen verwendeten Studien, Expertenberichten und dem Review, ausser in einer Studie wird nicht spezifiert, ob es sich um Paraplegikerinnen, Paraplegiker, Tetraplegikerinnen oder Tetraplegiker handelt. Auch dem Unterschied zwischen einer kompletten oder inkompletten Lähmung wird keine Rechnung getragen. Gänzlich unerwähnt bleibt die Sexualität lebenslang beatmeter querschnittgelähmter Patientinnen und Patienten. Denn auch lebenslang beatmete Patientinnen und Patienten haben ein Anrecht auf Sexualität.

Für den Autor ist es klar, dass in diesem Feld noch sehr viel Optimierungspotenzial besteht. Zum einen sollte die Wissenschaft viel mehr in diesem Feld forschen. Zum anderen sind Gesundheitsinstitutionen gefragt, eine klare Stellung dazu zu beziehen, wie sie mit der Sexualität umgehen wollen, damit die Mitarbeiterinnen und Mitarbeiter wissen, wie die Sexualität gehandhabt wird. Aber auch Schulen und Hochschulen, die eine Pflegeausbildung oder ein Pflegestudium anbieten, sind gefragt. Sie könnten das Thema Sexualität stärker in den Unterricht und in die Vorlesungen einbeziehen.

8 EMPFEHLUNGEN FÜR DIE PRAXIS

Diese Bachelor Thesis könnte eine Grundlage dafür sein, dass das SPZ sein Konzept zum Thema Sexualität überarbeitet. Weiter können die Weiterbildungen im SPZ ausgebaut werden. Der Autor empfiehlt, auf allen Stationen sogenannte Fachberaterinnen und Fachberater zum Thema Sexualität einzustellen. Interessierte Pflegefachpersonen sollen eine Weiterbildung zum Thema Sexualität besuchen. Dies könnte ein Certificate of Advanced Studies (CAS) oder ein Diploma of Advanced Studies (DAS) in Sexualität sein. Diese könnten auf den Abteilungen die Pflegefachpersonen zum Thema Sexualität unterstützen. Ein Master of Advanced Studies (MAS) Studiengang wäre sinnvoll, wenn eine oder zwei Personen im SPZ einen solchen Weiterbildungsmaster absolvieren würden. Sie könnten die Fachberaterinnen und Fachberater auf den Stationen sowie gezielte Weiterbildungen für das gesamte Personal im SPZ anbieten. In der Schweiz sind genügend Weiterbildungsstätten vorhanden, die diese Weiterbildungen anbieten könnten.

Solche Fachberaterinnen und Fachberater sind im SPZ auf allen Abteilungen zu anderen Themen wie Hygiene, Atmung, Beatmung, Blasen- und Darmmanagement zu finden. Die Fachberaterinnen und Fachberater könnten eine sehr gute Ressource für die Stationen sein. Sie können Fragen und Unklarheiten des Pflegefachpersonals beantworten oder ihnen zumindest zeigen, wie sie zu ihren Antworten kommen könnten. Es ist nicht der Gedanke, dass nur Fachberaterinnen und Fachberater querschnittgelähmte Patientinnen und Patienten zum Thema Sexualität schulen und beraten. Sie sollen dies auch tun, vor allem aber sollen sie die Mitarbeiterinnen und Mitarbeiter in ihrem pflegerischen Alltag unterstützen.

Neben dem SPZ ist das Guido A. Zäch Institut (GZI), welches problemlos für Patientinnen und Patienten zu erreichen ist. Der Autor empfiehlt den Pflegefachpersonen, die Patientinnen und Patienten darauf aufmerksam zu machen, dass sie, sofern sie eine Partnerin oder ein Partner haben, im GZI auch in einem Hotelzimmer übernachten können.

Das Institut zur Selbst-Bestimmung Behinderter (ISBB) in Zürich bietet in diesem Jahr eine Ausbildung zur Sexualbegleitung an. Eine solche Ausbildung können Frauen und Männer anbieten. In dieser Ausbildung werden die speziellen Bedürfnisse behinderter Menschen bezüglich ihrer Sexualität vermittelt.

Der Verfasser dieser Arbeit empfiehlt dem SPZ, dass es die querschnittgelähmten Patientinnen und Patienten darauf aufmerksam macht, welche Möglichkeiten sie haben, falls sie mit ihrer Sexualität unzufrieden sind.

Der Autor empfiehlt dem SPZ Nottwil ausserdem, eine eigene Studie durchzuführen, um über die offenen Fragen Klarheit zu gewinnen und das Konzept auf die Bedürfnisse der Patientinnen und Patienten sowie der Professionellen im SPZ zuschneiden zu können. In diese Studie sollten sowohl querschnittgelähmte Patientinnen und Patienten als auch das Pflegefachpersonal einbezogen werden. Dies mit dem Gedanken, zu erfahren, was die Patientinnen und Patienten aber auch das Pflegefachpersonal braucht, um die querschnittgelähmten Patientinnen und Patienten zum Thema der Sexualität besser schulen und beraten zu können. Eine solche Studie würde durch die im SPZ vorhandenen Ressourcen begünstigt. Zum einen liegen die Patientinnen und Patienten mehrere Monate lang im SPZ, zum anderen hat das SPZ die Clinical Trial Unit (CTU), eine Forschungsabteilung, die für solche Tätigkeiten zuständig ist.

9 LITERATURVERZEICHNIS

Berner Fachhochschule Fachbereich Gesundheit. (22. März 2013). *www.bfh.ch.* Abgerufen am 22. April 2013 von https://studium.wgs.bfh.ch/gesundheit/lc/Dokumente/BFH%20FBG%20Leitfaden%20schriftliche%20Arbeiten%20-%202012.pdf

Berner Fachhochschule. (18. Februar 2011). *www.bfh.ch.* Abgerufen am 11. Februar 2013 von https://studium.wgs.bfh.ch/gesundheit/home/pfl/Grundlagenpapiere/Wissenschaftliches%20Arbeiten%20und%20Bachelor%20Thesis/Vorgaben_und_Vorlagen_für_schriftl_Arbeiten%20_und_Poster/Leitfaden_Sprachliche_Gleichstellung.pdf

Berner Fachhochschule. (26. Februar 2013). *www.bfh.ch.* Abgerufen am 12. April von https://studium.wgs.bfh.ch/gesundheit/lc/Dokumente/Forms/AllItems.aspx?RootFolder=%2fgesundheit%2flc%2fDokumente%2fBFH%20Vorlagen&FolderCTID=&View=%7b79660B38%2dF2BC%2d486F%2d8D45%2d34326EF0E105%7d

Braun. (2013). *www.attop.de.* Abgerufen am 28. Juli 2013 von http://www.attop.de/attop/attop.html

Bundesamt für Sozialversicherungen. (2012). *www.bsv-admin.ch.* Abgerufen am 15. Februar 2013 von http://www.bsv.admin.ch/dokumentation/zahlen/00095/00442/01378/index.html?lang=de

Burgdörfer, H., & Kock, H. (2005). *Zeitgerechte Massnahmen in der sexuellen Rehabilitation Querschnittgelähmter.* Abgerufen am 12. Mai von startrampe: http://www.startrampe.net/arge/home/artikel_pdf/~A143/

Chicano, L. A. (1989). Humanistic Aspects of Sexuality as Related to Spinal Cord Injury. *Journal of Neuroscience Nursing* (21), 366-369.

Eberhard, S. (Februar 2004). *www.fmc.ch.* Abgerufen am 24. April 2013 von http://www.fmc.ch/uploads/tx_userzsarchiv/04-statistik.neu.neu.pdf

Flieger, R. (2012). Einführung zur Querschnittlähmung. In U. Haas, *Pflege von Menschen mit Querschnittlähmung* (pp. 27-44). Bern: Verlag Hans Huber, Hogrefe AG.

Geier. (2013). *www.pit-geier.de.* Abgerufen am 22. Juli von http://pit-geier.de.tl/meine-Verletzung.htm

Girts, C. (1990). Nursing Attitudes About Sexuality Needs of Spinal Cord Ijury Patients. *Rehabilitation Nursing* (4), 205.206.

Haas, U. (2012). *Pflege von Menschen mit Querschnittlähmung.* Bern: Hans Huber, Hogrefe AG.

Herson, L., Hart, K. A., Gordon, M. J., & Rintala, D. H. (1999). Identifying and Overcoming Barriers to Providing Sexuality Information in the Clinical Setting. *Rehabilitation Nursing* (24), 148-151.

Hodge, A. L. (1995). Addressing Issues of Sexuality with Spinal Cord Injured Persons. *Orthopaedic Nursing* (14), 21-24.

International Council of Nurses. (12. April 2010). *www.icn.ch.* Abgerufen am 18. Juni 2013 von http://www.icn.ch/about-icn/icn-definition-of-nursing/

Kämpfer, T. (2012). Funktionales Verhaltensmuster "Sexualität und Reproduktion" Sexualität. In U. Haas, *Pflege von Menschen mit Querschnittlähmung* (pp. 319-338). Bern: Verlag Hans Huber, Hogrefe Ag.

Kleinevers, S. (2004). *Sexualität und Pflege.* Hannover: Schlütersche Verlagsgesellschaft mbH & Co. KG.

Kruntorad, P. (2010). *Abraham H. Maslow Motivation und Persönlichkeit* (Vol. 12). Hamburg: Rowohlt Taschenbuch.

Lysberg, K., & Severinsson, E. (Januar/Februar 2003). Spinal Cord Injured Women's Views of Sexuality: A Norwegian Survey. *Rehabilitation Nursing* (28), pp. 23-26.

Maslow, A. H. (2010). Motivation und Persönlichkeit. In P. Kruntorad, *Eine Theorie der menschlichen Motivation* (Vol. 12, pp. 62-87). Hamburg: Rowohlt Taschenbuch.

McBride, K. E., & Rines, B. (2000). Sexuality and Spinal Cord Injury: A Road Map for Nurses. *SCI Nursing* , 8-13.

Megedi. (2013). *www.megedi.com.* Abgerufen am 22. Juli 2013 von http://www.megedi.com/wp-content/uploads/2011/05/querschnitt-gelähmt.jpg

Mendius, R. A. (1989). Female Sexuality and Spinal Cord Injurs. *SCI Nursing* (6), 68-74.

Osbahr, M., & Modler, J. (2012). Versorgungsphasen. In U. Haas, *Pflege von Menschen mit Querschnittlähmung* (pp. 55-66). Bern: Verlag Hans Huber, Hogrefe AG.

Parker, R. G. (2007). Sexuality, Health and Human Rights . *American Journal of Public Health* (97), 972-973.

Pearson, A., Field, J., & Jordan, Z. (2007). *Evidence-Based Clinical Practice in Nursing and Health Care.* Oxford: Blackwell.

Polit, D. F., & Beck, C. T. (2012). *Nursing Research. Generating and assessing evidence for Nursing Practice* (9 ed.). Philadelphia: Wolters Kluwer/Lippincott Williams & Wilkins. S. 115ff.

Polit, D. F., & Beck, C. T. (2012). *Nursing Research. Generating and assessing evidence for Nursing Practice* (9 ed.). Philadelphia: Wolters Kluwer/Lippincott Williams & Wilkins. S. 115ff.

Polit, F. D., & Beck, C. T. (2012). *Nursing Research* (8 ed.). Philadelphia: Lippincott Williams & Wilkins.

Pschyrembel. (2011). Sexualität. In *Pschyrembel Klinisches Wörterbuch* (pp. 1907-1908). Berlin/New York: Walter de Gruyter.

Ricciardi, R., Szabo, C. M., & Poullos, A. Y. (2007). Sexuality and Spinal Cord Injury. *Nursing Clinics of North America* (42), 675-684.

Schweizer Paraplegiker-Stiftung. (2011). *Jahresbericht 2011.* Nottwil: Schweizer Paraplegiker-Stiftung.

Spica, M. M. (Februar 1989). Sexual Counseling Standards for the Spinal Cord-Injured. *Journal of Neuroscience Nursing* (21), pp. 56-60.

Spinalcord. (2013). *www.spinalcord.org.* Abgerufen am 16. Februar 2013 von http://www.spinalcord.org/publications/

Weinberg, J. S. (1982). Human Sexuality and Spinal Cord Injury. *Nursing Clinics of North America* (17), 407-419.

White, E. J. (1986). Appraising the Need for Altered Sexuality Information. *Rehabilitation Nursing* (11), 6-9.

Wilson, P. S., & Dibble, S. L. (1993). Rehabilitation Nurses' Knowledge of and Attitudes Toward Sexuality. *Rehabilitation Nursing Research* , 69-74.

World Health Organization . (2013). *www.who.int.* Abgerufen am 21. Juni 2013 von http://www.who.int/reproductivehealth/topics/sexual_health/sh_definitions/en/

World Health Organization. (2006, 2010). *www.who.int.* Abgerunfen am 23. Juni 2013 von http://www.who.int/reproductivehealth/topics/sexual_health/sh_definitions/en/

Zäch, G. A., & Koch, H. G. (2006). *Paraplegie.* Basel: Karger S.

10 ABBILDUNGSVERZEICHNIS

11 TABELLENVERZEICHNIS

12 ABKÜRZUNGSVERZEICHNIS

BSV	Bundesamt für Sozialversicherungen
CAS	Certificate of Advanced Studies
CTU	Clinical Trial Unit
DAS	Diploma of Advanced Studies
GZI	Guido A. Zäch Institut
ICN	International Council of Nurses
ISBB	Institut zur Selbst-Bestimmung Behinderter
IV	Invaliden (Rente)
MAS	Master of Advanced Studies
PLISSIT	Permission, Limited Information, Specific Suggestions, Intensive Therapy
SPS	Schweizer Paraplegier Stiftung Nottwil
SPZ	Schweizer Paraplegiker Zentrum Nottwil
WHO	Weltgesundheits Organisation

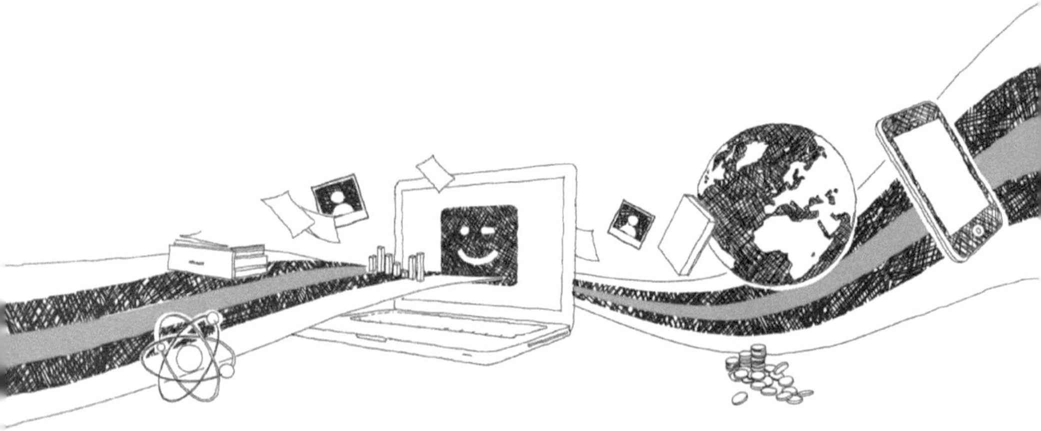